U0128214

醫藥行銷

醫藥專業行銷人員必備手冊

Perri Cebedo、賴宗成　著

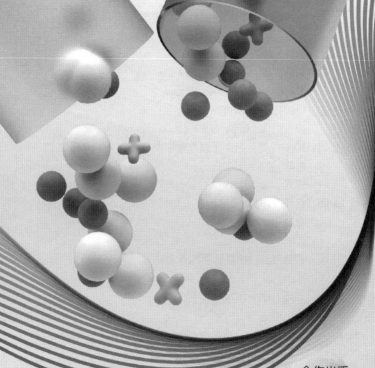

第二版

合作出版
台灣藥品行銷暨管理協會
巨流圖書股份有限公司

國家圖書館出版品預行編目（CIP）資料

醫藥行銷 : 醫藥專業行銷人員必備手冊/Perri Cebedo, 賴宗成著. -- 二版. -- 高
雄市 : 巨流圖書股份有限公司 ; [臺北市] : 台灣藥品行銷暨管理協會, 2024.02
　面；　公分
ISBN 978-957-732-705-5(平裝)
1.CST: 健康服務行銷 2.CST: 醫療服務 3.CST: 行銷管理
　419.2　　112020099

醫藥行銷：醫藥專業行銷人員必備手冊（第二版）

作　　　者　Perri Cebedo、賴宗成
編 輯 小 組　台灣藥品行銷暨管理協會　陳如月、郭國禎、陳誼芬、李勝文、
　　　　　　　周建元、李慶麟、王勇堯、周志鴻、蘇韋文、孫小玲、李宜蓁、
　　　　　　　陳銀山、鄭傳吉、林玄燁、陳建州、許音婷、杜雅雯
發 行 人　楊曉華
編　　　輯　林瑜璇
封 面 設 計　黃士豪
內 文 排 版　黃士豪

出 版 者　巨流圖書股份有限公司
　　　　　　802019 高雄市苓雅區五福一路 57 號 2 樓之 2
　　　　　　電話：07-2265267
　　　　　　傳真：07-2233073
　　　　　　購書專線：07-2265267 轉 236
　　　　　　E-mail：order@liwen.com.tw
　　　　　　LINE ID：@sxs1780d
　　　　　　線上購書：https://www.chuliu.com.tw/
臺北分公司　100003 臺北市中正區重慶南路一段 57 號 10 樓之 12
　　　　　　電話：02-29222396
　　　　　　傳真：02-29220464
法 律 顧 問　林廷隆律師
　　　　　　電話：02-29658212

合 作 出 版　台灣藥品行銷暨管理協會

刷　　　次　二版一刷 · 2024 年 2 月
定　　　價　400 元
I S B N　978-957-732-705-5（平裝）

CHULIU
PUBLISHER

推薦序

　　醫藥事務關乎民眾身心健康。法令及各種政府的舉措，產業與醫事機構的配合與協助推行，缺一不可。而其中藥品公司的行銷業務人員，更是在頻繁的產業活動中，成為醫藥機構與公司之間資訊流動的重要媒介。

　　醫藥行銷師（Medical Representative, MR）是世界醫藥先進國對於醫藥專業行銷人員的通稱，而 MR 的重要程度，按照各國對其職前訓練及教育重視的程度，即可瞭解。例如德國，MR 專業制度於 1978 年起即實施，並由衛生部進行管理，MR 需要進行包含專業知識、倫理及法規遵循等共 1,000 小時的專業訓練；鄰近臺灣的日本，MR 教育及考試制度則由 1997 年起導入，隔年起實施至今，訓練超過 800 小時後，並有持續教育訓練之必要條件。我國則由台灣藥品行銷暨管理協會（TPMMA）參酌各先進國家之規定，進行 MR 之專業教育及認證的相關訓練。

　　這本《醫藥行銷：醫藥專業行銷人員必備手冊（第二版）》是我的學長賴宗成，在他從事藥品行銷三十多年的經驗，為從事訓練醫藥行銷師的教材。對於藥品行銷的新鮮人，是非常好的訓練教材。以 MR 進行業務拜訪的情境來環繞章節，將一位醫藥行銷師所應具備的銷售技巧，由淺而深一步一步地導入，而對於那些資深的醫藥行銷師，本書更可以是一本非常好的檢核手冊，每隔一段時間就檢視自己，一定會發現自己平日工作時，不知不覺所疏漏的部分，再也不會陷入「忙與盲」的惡性循環中。善用這本書就有如聘請了一位全年無休的訓練經理，期待這本書能讓臺灣醫藥行銷師們，全面的提升其專業水準，

更能配合台灣藥品行銷暨管理協會所正在推廣的醫藥行銷師（MR）認證制度。對藥品做好其正確的行銷，以造福全國人民的健康福祉。本人樂於推薦給對此行業有興趣的人，對擔任 MR 職務有基礎及正確的認識。

衛生福利部食品藥物管理署署長 吳秀梅 謹誌

推薦序

　　台灣藥品行銷暨管理協會（TPMMA，以下簡稱本會）始終致力於醫藥行銷專業化，自 1995 年起便開始推動醫藥行銷師（MR）認證制度，每年舉辦 MR 授證課程並定期邀請業界專家開班授課，至今已二十八年，截至 2023 年年底，共有 3,061 位醫藥專業行銷人員取得 MR 認證資格，作育英才無數。

　　醫藥專業行銷人員除了確保藥品的正確供應之外，更應肩負傳遞正確產品訊息、提供實證醫學訊息的責任，並應恪遵行銷倫理規範、終身學習吸收新知，在藥品供應鏈中，醫藥專業行銷人員扮演著重要的專業角色。

　　本會賴宗成名譽理事長在二十多年前編纂並發行《醫藥行銷》乙書，本書陪伴許多進入醫藥行銷領域的從業人員成長，成為專業成功的醫藥行銷師；在此，特別感謝賴名譽理事長，將其愛書的版權捐贈給台灣藥品行銷暨管理協會。隨著醫藥行銷模式不斷的推陳出新，本會特別成立編輯小組，集結醫藥傑出經理人多年來的寶貴經驗和心血，將內容整理、更新，將專業嚴謹的規範用深入淺出的文字來說明，兼具創新和多元發展的面向，協助剛進入這個領域的醫藥專業行銷人員能更迅速的上手，並能在一開始就認知到醫藥行銷師乙職的責任與使命。期許本書能成為醫藥行銷師人手必備的工具書，做為醫藥專業行銷人員日後從業時的重要指引。

　　我很榮幸能夠為賴宗成名譽理事長的著作寫推薦序，這本書具有很高的參考價值，就像是醫藥行銷師的操作手冊，推薦每一位醫藥行銷從業人員，都應該擁有乙本。

台灣藥品行銷暨管理協會第十六屆理事長 朱茂男 謹識

推薦序

專業醫藥行銷協助打造更健康的醫療環境

　　醫藥行銷人員為醫療供應鏈中不可或缺的一環，扮演著相當專業的角色，同時高度受到藥事相關法條的規定，因為處處都關係著民眾與病患的健康權益，是一個極受規範的行業。台灣藥品行銷暨管理協會（TPMMA）致力於臺灣醫藥行銷專業化及積極推動醫藥行銷師（MR）認證制度，落實醫藥行銷師的四大信念：是否一切屬於真實；是否遵守法律規範；是否符合醫藥倫理；是否病人利益優先，不僅為醫藥行銷業界作育許多英才，同時也為社會打造一個更健康的醫療環境。

　　本書原是台灣藥品行銷暨管理協會賴宗成名譽理事長之著作，如今集結TPMMA的多位醫藥傑出經理人的知識及經驗將內容再次整理、更新，不僅是一本專業醫藥行銷師的必備工具書，協助剛加入業界的醫藥行銷人員更迅速的上手，並在一開始就認知到醫藥行銷師的責任與使命，抑或是已有醫藥銷售經驗的從業人員，以此書為圭臬時時檢查自己在醫藥行銷從業的職涯上能否更加完備。

　　拜讀此書時，彷彿帶領我回顧從三十年前擔任醫藥行銷代表一直到現今的職涯歷程，書中每個篇章的重點－從第一章「拜訪前的準備工作」，表達在醫藥行銷中，有效的拜訪前準備是成功的基石。這包括深入瞭解目標溝通對象，如醫師、藥師、護理師等，以確保溝通策略更為精準和專業，旨在將 Segmentation、Targeting and Planning 做得

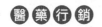

更好；第二章「產品推廣」，強調從產品的特點進而連結到病患的利益點，加以視覺輔助工具的運用，強化每個人的專業能力，因為醫療團隊會敬重那些真正能瞭解文獻的 MR，而醫藥行銷倫理規範是醫藥行銷師必須恪守且不可跨越的紅線；第三章「更深入的銷售技巧」詳述了溝通銷售技巧中的 Probing、Listening －釐清問題是懷疑、還是誤解或是利益衝突，並能聽出客戶沒有說出口的事，Supporting and Objection handling －當客戶有反對意見並非「我不要」而是「我還未準備好」，其實答案就在客戶身上，因此探詢及傾聽非常重要。優秀的醫藥行銷人員，能預測客戶需求及反應，能察覺客戶心裡存在但未曾意識的潛在需求；第四章「特殊的銷售場合」，擴展至每一次的接觸，都可以成為日後長久客戶關係的基礎，建立堅定不移的客戶信賴關係；第五章「個人要件」涵括了知識、技巧、態度及習慣，清楚勾勒出 MR 的 Role & Responsibility、專業形象及禮儀，以及邁向成功必備的協商溝通要素；第六章「時間管理與總結摘要」，不僅點出了醫藥行銷人員，必須配合醫藥從業人員輪班的忙碌工作特質，所以文中的細節可以協助你做好時間管理，達到有效的行銷，以及善用零碎時間提升自我學習與工作品質，也可以從總結中理解書中介紹的理論、知識與技巧，不僅僅能運用在醫藥行銷上，並對我們在社會上如何打造信賴的同儕夥伴關係，有不謀而合之處。所以這本書對我而言，它既是一本教戰手冊，也是一本歷久彌新、值得珍藏的工具書。

很榮幸受原作者賴名譽理事長之邀，為此書寫序推薦。希望藉由此書，能讓所有的醫藥行銷從業人員，深刻理解此工作的價值與使命。在此我想引用投資大師巴菲特常說的「聰明、能幹、善良、正直是一個人成功的要件，但如果沒有了善良、正直，前面那兩個要件會害了

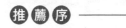

你」，我想在與民眾息息相關的醫藥行銷工作中，善良及正直的態度，更為重中之重。

　　更感謝賴名譽理事長將其愛書的版權捐給台灣藥品行銷暨管理協會，希冀在協會規劃下，未來隨著環境時代的變遷，加入更多醫藥傑出經理人的經驗和心血，以及經由 AI 及數位化工具引進後行銷觀念的演變，繼續成為醫藥行銷人員的重要指標與指引。

台灣藥品行銷暨管理協會第十七屆理事長 張博勝 謹識

About the Author

Perri Cebedo began his career in the pharmaceutical industry as a medical representative for Procter & Gamble. He subsequently held positions as sales representative, training manager, district manager, and area manager for Smith, Kline & French, and eventually became the Syntex Regional Marketing Manager, South and Southeast Asia, then Syntex Area Manager for Taiwan, Indonesia, and the Philippines. He moved to California in 1982 to take on the responsibilities of International Training Manager for Syntex, a position that he held for 14 years.

Perri has served as an editorial consultant and a regular contributor to *Pharmaceutical Representative*, and has been a regular contributor to *Prescriptions for Selling*. He is a former member on the Board of Directors of The National Society of Pharmaceutical Sales Trainers, and served for 4 years as Editor of *Newspost*, the official journal of the NSPST.

Perri holds an MBA in Marketing, and is currently an independent training consultant based in California. As a consultant, he specializes in organizing pharmaceutical sales and marketing training for clients in the United States, Asia, Europe, and South America. Perri now offers seminars on Pharmaceutical Selling Skills, Field Sales Management, Product Management, and Train-the-Trainer. He is equally at ease presenting in Spanish and English, and his seminars are known to be highly effective and entertaining.

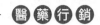

Introduction to Selling Pharmaceuticals

Welcome to Selling Pharmaceuticals, a Professional Medical Representative Guide to selling ethical pharmaceutical products.

Selling ethical pharmaceuticals is a technical and special form of sales. It involves bringing information about pharmaceutical products to doctors and other health care professionals so that they will prescribe your products.

But in a much broader sense, pharmaceutical selling goes beyond just the giving of information. It is "applied psychology." Selling pharmaceuticals means getting to know the doctor or the healthcare giver as a personality, as a professional and as a customer. It means identifying the specific needs of the client and tailoring your product presentation to suit the needs of your client. This means presenting specific product features and translating them into benefits that answer customer needs. Pharmaceutical selling also means responding to customer resistances and answering questions and offering proof sources for your product. Finally, pharmaceutical selling means obtaining sincere commitments for prescribing your product. In short, pharmaceutical selling is the consistent application of good selling skills and techniques.

This is main objective of this book: To provide the reader a comprehensive guide on how to sell ethical pharmaceuticals. This guide is a compilation of the latest selling skills and selling techniques. This does not mean, however, that these techniques will work in every country all the time. In applying these techniques, one must be aware of the local governmental regulations as well as rules and guidelines for the promotion of ethical pharmaceuticals in each country.

This book represents a compilation of more than 20 years of experience and research into pharmaceutical sales and marketing an ever-changing environment that has radically changed during the last ten years.

For the new medical representative just embarking on a new career, this book will provide a storehouse of information on pharmaceutical selling techniques. For the veteran medical representative, this book should serve as a refresher and a handy reference on how to deal with specific selling situations.

Finally, we hope that this book will help elevate the art of selling pharmaceuticals to the professional level that it truly deserves.

We shall be publishing regular updates of this book. If there are topics or selling issues that you would like us to address in future editions, please let us know. Your comments are welcome. And your sharing of specific techniques and tips that have worked for you could be your lasting contribution to the wonderful world of Selling Pharmaceuticals.

Perri Cebedo

779 Yale Lane

Santa Clara, Ca. 95051, USA

作者簡介

姓名：

賴宗成（民國 37 年 9 月 21 日）

現任：

台灣藥物品質協會 監事（92/06-）

中華民國藥品行銷暨管理協會 名譽理事長（93/03-）

責實精英企管顧問股份有限公司 總經理（98/01-）

高雄醫學大學藥學系（部定講師）兼任教授級業師（98/02-）

強生化學製藥廠股份有限公司 獨立董事（101/10-）

朗齊生醫股份有限公司 獨立董事（102-）

學歷背景：

高雄醫學大學藥學系第十屆畢業 學士（59 年）

高雄醫學大學藥學研究所碩士在職專班行銷管理組 碩士（95 年）

榮譽獎項：

中華民國藥品行銷暨管理協會 傑出藥品專業經理（84 年）

臺北市西藥代理商業同業公會 傑出貢獻獎（85 年）

中華民國開發性製藥研究協會 年度傑出貢獻獎（86 年）

高雄醫學大學藥學院 第一屆傑出校友（92 年）

著作：

醫藥行銷（商業周刊）

藥向前行：臺灣藥品行銷發展（巨流圖書）

e-mail：cclai136@gmail.com

作者序

　　以前，醫藥專業行銷人員叫「Propa」，那時環境單純，每天提著皮包在競爭少之藥界，很快的就可達成營業目標。隨著競爭日益激烈，各行各業日趨專業化、行銷手法多元化、多樣化，醫藥專業行銷人員不單是只會做產品介紹或做好人際關係即可。必須隨著大環境之變化，尤其是政府法規政策之規定，在個別通路練就十八般武藝。全民健保實施之後，各醫院受到經營績效之考驗，衛生福利部中央健康保險署亦受到財務之嚴重壓力，而欲做各種變革，由論量計酬給付制度（Fee for Service），導入依病例給付（Case-Payment）、參考藥價（Reference Price）、藥品分類分組（Grouping）、依診斷群給付（D.R.G.）、依人口數給付（Capitation）、總額支付制度（Global Budget）等等，都會迫使業界經營益趨困難，如何在艱難的環境裡生存，就需靠醫藥專業行銷人員以最有效率的方法來推廣最有成本效益（Cost-Effectiveness）的產品。所以筆者認為當今的醫藥專業行銷人員更應精益求精使自己的銷售技巧、市場環境分析、時間運用、建立人際關係之技巧達到無懈可擊之地步。同時筆者憂心在此艱難的環境，產業界落入不擇手段、惡性競爭之境界。期望此書能引導所有的醫藥專業行銷人員，都能依照行銷規範做良性的互動，使產業界達到雙贏。進而確保用藥安全，與整個醫療團隊提升醫療品質，關懷人類健康，共築全民福祉。

　　當台灣藥品行銷暨管理協會（TPMMA）正如火如荼地推廣醫藥行銷師認證制度之際，發現業界中竟然沒有一本關於醫藥專業行銷人員的專書，恰好筆者的良師亦友－Mr. Perri Cebedo 於此時來臺灣做教育訓練，值此良機，討論兩人在市場上多年之行銷經驗及教育訓練之心

得，集結成書，與大家分享。

　　Perri 從事醫藥專業行銷人員之訓練已有數十年，手頭上有許多資料，我們時常利用 Perri 來臺灣做教育訓練或筆者到美國開會受訓互訪之機會進行討論，平時更透過 e-mail 之聯繫，經過一年之努力使本書能順利完成。希望讓初入門者有一值得參考的導引，以免多走許多冤枉路。也希望讓已入門者平常有一日常檢視工作內容的對照表。更希望讓在校的同學們做生涯規劃或做行業抉擇時，有一工作性質的描述，免得讓年輕人入錯行。

　　本書第二版之得予順利完成，感謝編輯小組陳如月、郭國禎、陳誼芬、李勝文、周建元、李慶麟、王勇堯、周志鴻、蘇韋文、孫小玲、李宜蓁、陳銀山、鄭傳吉、林玄燁、陳建州、許音婷、杜雅雯等所做的意見提供及校稿工作，使本書用語更為年輕與流暢。當然更要感謝內人張瑞芳醫師之大力支持，讓我無後顧之憂的完成此書。

賴宗成

目次

親愛的讀者：

　　很榮幸能在此再版《醫藥行銷：醫藥專業行銷人員必備手冊（第二版）》一書，這本書於 2000 年最初由賴宗成藥師編寫，成為行業內廣受讚譽的經典之作。而現在經過台灣藥品行銷暨管理協會的專家群重新詮釋，我們將此書帶回到您的手中，經過重新編輯和再版，以適應當前快速變化的醫藥行銷環境。

　　醫藥行銷是一個充滿挑戰和機遇的領域，無論是製藥企業、醫療設備製造商、醫院還是其他相關機構，都需要深入瞭解市場需求和消費者行為，以制定有效的市場策略和推廣計畫。本書的目的就是為行業從業人員提供全面的指導，幫助他們理解行銷原則、掌握市場趨勢，並將這些知識應用於實際工作中。

　　本書的再版進行了全面的修訂和更新，以反映醫藥行銷領域的最新發展。我們增加了新的章節，涵蓋了數位化行銷、銷售技巧，以及最新醫藥行銷觀念等重要主題。隨著技術和消費者行為的不斷演變，這些內容對於成功的行銷策略至關重要，以幫助讀者更好地理解理論與實踐的聯繫。

　　作者賴宗成先生是醫藥行銷領域的資深專家，擁有多年的實踐經驗。他對行銷原理的深入理解以及對行業動態的敏銳觸覺，使得本書成為了醫藥行銷領域的權威參考。台灣藥品行銷暨管理協會編輯小組對他的工作表示由衷的敬意，並衷心感謝他對本次再版的支持。

最後，希望這本再版的《醫藥行銷：醫藥專業行銷人員必備手冊（第二版）》能夠為醫藥行銷從業人員提供寶貴的知識和實用的指導。無論您是剛剛踏入這個領域，還是已經擁有豐富經驗的專業人士，相信本書都能為您帶來新的啟發和思考。祝願您能夠在這個充滿機遇的行業中取得巨大成功！

衷心期許您的閱讀！

台灣藥品行銷暨管理協會 第二版編輯小組

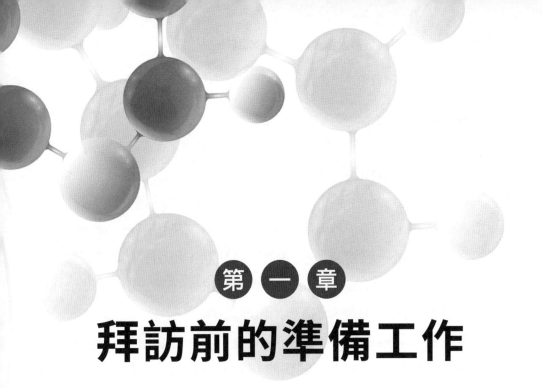

第一章

拜訪前的準備工作

對於任何一項活動來說，準備工作都是很重要的，特別是醫藥產品的銷售。在這一章裡，我們將會討論對於 MR 很重要的幾件事——拜訪前的分析評估、認識目標醫師（客戶）、建立良好的人際關係，以及做好整個銷售的策略計畫。

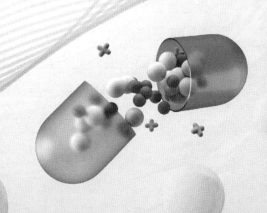

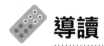 **導讀**

　　古語說，「凡事預則立，不預則廢」，也有人說「不打無準備之仗」、「有備無患」，不同的說法都表達了一個相同的道理：對於任何一項活動來說，準備工作都是很重要的。特別是醫藥產品的銷售，主要的客戶通常是一群沒有多少時間可以談話，聰明且專業的醫師，醫藥行銷師（Medical Representative，簡稱 MR）在拜訪前做好充分的準備，可增加醫師的信賴感而提高銷售成功率。

　　在本章裡，討論對於 MR 很重要的幾件事：拜訪前的分析評估、認識醫師（客戶）、良好人際關係的建立，以及做好整個銷售的策略計畫。首先透過「醫師拜訪前分析評估表」，運用這些已知的醫師的資料和訊息，讓拜訪更容易且更有效率。接著運用「鎖定目標醫師的工作清單」找出影響醫師開立處方潛力的因素，然後蒐集資訊以建立醫師檔案，找出最值得拜訪的醫師。而關於建立客戶背景資訊，必須要從三種不同的角度、四種類型去剖析瞭解醫師的個性特點。建立醫師的「個人資料卡」，並藉著「人際關係溫度計」來評估與醫師是否良好或需要升溫，然後結合運用「醫師拜訪前分析評估表」和「客戶資料檔案」對醫師個人風格，有個完整的概念。最後為了策略性計畫的目的，依據開處方的模式有關的資訊將醫師分成三種主要的類型，透過資料蒐集，提供三種方式，讓 MR 可以使用這些檔案資訊，以便增加或是維持對這三類醫師的銷售效果。

　　本章節提供一些方法和評估表格工具協助 MR 紮實地做好拜訪前的準備工作，以確保醫藥產品銷售的成功。

第一節　訪問前分析與計畫

最重要的銷售工具

對於任何一種銷售拜訪來說，計畫與分析都是很重要的一部分。就目前情況而言，要見醫師一面可說是愈來愈難。但即使我們能見到的醫師不多，對於藥品銷售工作而言，MR 與醫師的直接接觸，仍然是關鍵性的行動。事實上，從統計結果顯示，我們營業額的百分之八十，是由百分之二十的醫師所貢獻的。再想想每次拜訪（包含線上拜訪）的高額成本，你會瞭解到，要讓每次出擊都能獲得最佳效益，拜訪前的事先計畫就有多麼重要了。

拜訪前的計畫並不複雜。計畫只是讓你知道應該要如何達成銷售目標；而這一切都從拜訪前的分析開始。你需要下列的事項：

1. **背景資料**：查詢／蒐集醫師診治的主要是那一類病人？醫師的處方習慣？醫師的興趣和喜好？以及休閒時候做那些活動？

2. **拜訪紀錄**：使用資料檔案，做好每一次拜訪的記錄與描述。這些資料應該包括拜訪的適當時間、醫師的反應以及反對意見、醫師尚未被滿足的需求，以及還需要那些進一步的資料。在下次拜訪前，先把醫師的資料檔案再看過一遍，以便做好充足的拜訪準備。

3. **醫師（客戶）的問題點及目標**：進行拜訪前的計畫時，很重要的一件事，是瞭解醫師的問題點與目標。你應該要花點時間，瞭解醫師的興趣和需求，以便在進行銷售簡介時，把重心放在這些要點上，有效地增進產出。

4. **銷售拜訪的目的**：要明確知道你在拜訪時，想要達成的目標。你是想讓醫師在治療某些疾病時，處方你公司的產品呢？還是只是想讓醫師更熟悉你公司的系列產品？如果你很明確知道該做些什麼，那就會比較容易瞭解你這次拜訪的成效。

記得要為拜訪活動設定實際可行的目標，這是很重要的一件事。例如，你不能很天真地期待醫師會全盤接受你介紹的產品。你甚至也不能期待醫師會全盤接受產品原先設計的用法，把產品處方應用在他的所有病人。由此可知，一個比較實際的目標，應該是說服醫師，讓他願意在一、兩位病人試用這一種新開發出來的新用法。

當然，你最終的目的，還是希望醫師能夠處方你公司的產品；讓藥品能成為其被核准適應症的最優先選擇。但這不是一項簡單的任務，你應該把每一次的拜訪，都看成是朝目標邁進的旅程。銷售的過程本身，就是一連串的小小承諾，每一個都是建立在先前承諾的基礎上；隨著承諾的增加，就會讓醫師慢慢地從未有使用經驗，進展到部分使用，進而變成經常使用，最後成為該產品的忠實客戶。

下面所附的醫師拜訪前分析評估表，把如何分析與計畫拜訪活動的概念，做了總整理。如果你能夠取得醫師的相關資訊，並好好地運用這些資訊，就會讓你的拜訪更容易且更有效率。從過去的經驗可知，能夠做好拜訪計畫的人，必能獲致驚人的成功。（請酌參表一）

表一　醫師拜訪前分析評估表

背景資料	拜訪紀錄	銷售拜訪的目的
1. 醫師執業的方式（診所／醫院。受雇或是業主……）。 2. 醫師的專科別。 3. 是否繼續深造以及專研的領域。 4. 病人的類型。 5. 診所的類型（隸屬某一集團？單獨經營？合夥經營？位置、門診時間等）。 6. 加入那個醫療群（轉診相關）？參與居家醫療整合照護計畫？代謝症候群防治計畫？癌症治療品質改善計畫？ 7. 對於特定疾病的慣用藥物。 8. 對於競爭產品的立場。 9. 醫師採用新藥決策方式。 10. 是否已經採用公司的產品。 11. 嗜好或興趣。	1. 前一次拜訪這位醫師的時間是？ 2. 是否有尚未回覆醫師的問題？ 3. 討論過什麼產品？ 4. 討論過那些特殊的用藥時機？ 5. 是否使用過文宣資材？ 6. 醫師對你及你負責產品的態度？ 7. 醫師是否曾參與相關的臨床研究？ 8. 醫師是否經常閱讀臨床文獻？ 9. 醫師以前承諾過那些事？ 10. 有否提供試用樣品？數量有多少？你是否做了些承諾？（處方藥樣品的提供務必遵守法規[1]。）	1. 說服醫師至少在拜訪當日選擇一位骨關節炎病人，試用你公司的產品。 2. 說服醫師至少在這星期裡看診的兩位月經不正常的病人，試用 Productyn（舉例之藥品名）。 3. 說服醫師閱讀某一份臨床文獻，並請他回饋觀點。 4. 探詢醫師有無照著先前的承諾，使用某一項產品。 5. 瞭解醫師過去使用你公司產品的經驗。

1　《藥事法》第五十五條第二項「藥物樣品贈品管理辦法」；IRPMA 市場行銷規範。

關鍵要點總結

1. 要知道你的目標醫師是什麼樣的客戶。

2. 要瞭解你在過去的拜訪中，曾經提過那些事。

3. 要清楚你的目標醫師的興趣和需求。

4. 要明白你在每次的拜訪裡，想要達成的目標。

5. 設定實際可行的目標。

6. 藉著運用拜訪前的計畫表，增進你成功的機會。

第二節　選擇並鎖定目標醫師（客戶）

在醫藥產品的市場，我們不能單靠增加第一線銷售人員的規模，就想占有整個市場大餅。正確地選擇並鎖定目標醫師，可以提升每次拜訪的效率和生產力。

選擇目標醫師必須盡可能地精確，以醫師開立處方量的真正潛力或影響力為標準。在挑選與鎖定的過程中，你將可以掌握，並重新整理推廣活動所需的資訊，並瞭解推廣活動應該有的頻次。

每位 MR 最基本的責任，就是在各自負責的市場中，挑選並鎖定目標醫師。

如何找到影響力最大的醫師呢？

不論基層照護或是專科領域處方的產品，都有很多因素會影響醫師。列舉重要的因素如下：

1. **病人與所需的藥品總量**
   醫師看診的病人愈多，就更有機會，開立範圍更廣，或是總量更多的藥品。

2. **醫師的專科別所造成的差異**
   一位專科醫師會有更多機會診治特殊的病人；因此也就更有可能為這些特殊病情，處方特別設計的藥品。

3. **醫師意見領袖或是影響力的深遠程度**
   意見領袖是指像似在該領域的教授、參與早期臨床試驗、擔任研討會座長、參與制定治療準則或是某家醫院的名醫；當他們處方

或推薦你公司的產品，這遠比開立藥量多寡的影響來得深遠。

4. **醫師的年齡**

   年輕的醫師，病人可能比較少；但是他們才正要開始養成自己的處方習慣，比較容易受影響而改變。如果能讓他們熟悉你公司的全系列產品，那就再好不過了。正在職業生涯巔峰的醫師們，因為病人數比較多，可能有處方很多藥的機會；但是一般來說，他們已有既定的處方習慣，大多不會受別人的影響，或是眾多廠商競相接觸的目標醫師，競爭比較激烈。（補註：Z 世代和千禧世代的醫師對數位化資材的接受度較高。）

5. **醫師的處方習慣**

   專業訓練與臨床經驗，造就醫師的處方習慣。例如，有些醫師會喜歡處方有名的廠牌藥，尤勝於學名藥。

6. **醫師的可近性**

   有的醫師就是比較容易接受 MR 的拜訪。然而，有些容易約訪的醫師，可能處方的藥量不多，影響力小，拜訪他們可能沒有什麼產出。而那些不易約訪的醫師，可能使用的藥量之大，值得你花些額外心力經營，這樣做會更有成效。舉例來說，花兩個小時和一位月使用量為十單位藥品的醫師見面，遠比和兩位月使用量各為兩單位藥品的醫師，各會面一個小時，來得有效益。

7. **病人的類型**

   如果醫師診治的病人，大多是社會的中、上階層，那麼他就很有可能會處方新的廠牌藥或自費藥品；而且在開立處方時，對價格的敏感性較低。從另一個角度來看，如果醫師的病人大都屬於一般經濟條件，那醫師大概只會處方平價替代藥品，或是學名藥。

8. **醫師得到的給付多寡**

醫師如果收取高昂的門診諮詢費，代表醫師大部分的病人社經條件良好，這些因素都會影響醫師所處方的藥品種類。

從挑選鎖定目標醫師的工作清單（請酌參表二）裡，你將可以瞭解，在分類與選擇的過程中，上面的這些因素各自扮演著什麼樣的角色。

表二　鎖定目標醫師的工作清單

姓名：_____　年齡：_____　專科別：_____

地址：_____　　　計畫的拜訪頻次（月／週）：_____

影響處方的因素	建議的評分比重		分數	備註
病人數	>50 = 25-50 = <25 =	5 3 1		
專科別領域	風溼科 = 皮膚科 = 其他科別 =	5 5 4		
是否為意見領袖	是 = 不是 =	4 0		
處方習慣 使用廠牌藥 vs. 學名藥	80% - 20% = 50% - 50% = 20% - 80% =	2 0 -2		
年齡	<30 歲 = 31 到 55 歲 = >55 歲 =	2 4 1		

影響處方的因素	建議的評分比重		分數	備註
醫師的可近性	短暫等待 = 長時間等待 = 附近地點 = 很遠的地點 =	1 -1 1 -1		
病人社經條件	良好 = 一般 = 較為困難 =	3 2 0		
醫師收費高低	收費高 = 收費低 =	2 0		
總分	20-35 = 10-19 = 05-09 = 00-04 =	A B C D		

　　表二可以幫助挑選並鎖定目標醫師。當你把影響醫師處方藥量的因素，做了評估和計分；將分數加總，然後訂出等級評比。

　　經由這個步驟，你可以逐步把目標從低用藥量的醫師（評比等級為 D），轉換到用藥量較高的醫師（評比等級最好是 A，但 B 及 C 也無妨）。這一部分的名單必須定期修正，以反應特定區域市場的獨特性。

　　這些因素的相對重要性，會隨不同的醫師而異，也會因產品類別的不同，或區域市場所決定的經濟因素不同，而有所差別。舉例來說，一位醫師雖然有許多病人，可是實際上可能不大需要你公司的藥，所以採用的機會不大；而一位病人不多的醫師，卻可能很需要你公司的產品。

一位心臟專科醫師，可能會有一些有風溼病共病的病人，醫師可能因此會處方抗發炎藥物以及止痛劑。醫師年齡有時候會影響你的判斷，因為許多醫院的年輕醫師，有時候比年長醫師，更可能願意嘗試新的產品。

　　總括來看，想要精確評估醫師的影響力與用藥量，最好能瞭解醫師的習慣、個性與病人數量。

如何建立醫師檔案

　　每位醫師各有特色，因此，應該用不同的方式應對；如果你能夠憑個人經驗，瞭解並查證醫師的影響力，會是最真實可靠的。

　　要真正地瞭解醫師，必須要能取得下列這些資訊。包括：

1. **個人的觀察結果**：在首次拜訪診所醫師時，要注意候診室裡病人的人數與類型、診間的外觀與裝潢、衛教海報和放置的病患用文宣品，也要注意和醫師專科領域有關的文憑與證照。

2. **當地藥局的藥師**：探詢當地的藥局藥師，可能可以得到一些有關該醫師的態度、其關心的問題、個人喜好，與處方習慣的資訊。

3. **醫師同儕的看法和評價**：要注意祕書／助理提到的一些看法，例如關於費用、年紀、醫師個人的興趣與喜好，以及診治的病人類型與人數等訊息。

　　你應該盡可能地蒐集資訊。接下來，這些觀察的結果，可以記錄在適當的檔案或拜訪清單上。藉著有系統地蒐集每位醫師的資料與建檔，並隨時更新內容，可以讓每次的拜訪活動，成效更好。

　　蒐集這類的基本資料與訊息並不困難，只要你能夠果決地判斷，

並有技巧、耐心地和消息來源連結就沒有問題了。MR 要能夠自動自發地蒐集資訊，細心解讀，有洞察力，並將它運用在行銷拜訪上，才是最重要的。

如何找到對你的業績最有貢獻的醫師

在一般例行的挑選工作中，首先你應該要對即將退休的醫師做出替代計畫；其次發掘影響力更大、用藥量更多的醫師，以取代目前與我們有來往的醫師（客戶）。就提高整體業績來說，第二個工作目標比較重要。

1. 與那些先前已接觸過的醫師互動，然後再藉著評估他們的處方潛力，修正目標醫師（客戶）名單的優先順序。
2. 用藥量不多的醫師，應該要逐漸從拜訪名單排除，取而代之的是那些更有處方潛力、用藥量更大的醫師。

這個步驟，需要持續地檢查那些現在仍保有聯繫的醫師們，並要不斷地找尋新的醫師（客戶）。

MR 要竭盡所能地利用各方資訊以開發新醫師（客戶）。

所謂各方資訊來源包括

1. **責任區域的廣告或標示**

   MR 應該要注意，那些準備做為醫院診所的新大樓，或建築物改建為醫院診所的公告。

2. **醫院 / 診所的網站、LINE、Facebook、Linkedin 等**
3. **同業其他的銷售人員**

可能會提供一些他們自己的觀察心得，或是從別的醫院診所蒐集
而來的有用消息給你。

4. **藥局**

不論是那些開業已久的，或是最近才搬到附近的醫師，藥局都是
很好的消息來源。

5. **醫師公會**

定期檢視地方醫師公會組織所提供的會員資訊，以便瞭解有那些
新的醫師可以準備約訪。

6. **客戶資料庫**

應該要檢視客戶資料庫，是否疏忽或遺漏近來沒有被拜訪到的醫
師。

如何與新醫師（客戶）接觸

一旦找到一位新醫師（客戶），MR 應該要開始行動；在候診室
裡詳細觀察，把握機會探詢接待人員、同事，以及當地藥局，以蒐集
資訊，便於評估。

如果新的醫師（客戶）很有處方意願，你應該馬上把他加入拜訪
名單中。

要把新醫師（客戶）的處方量，與目前在相同區域的醫師做比較；
因為有時候，在拜訪名單上加入一位新醫師，可能有必要換掉一位已有
聯繫來往的醫師，以便工作更有效率。

鎖定目標醫師

當一位新醫師（客戶）加入拜訪名單中，下一步就是要根據醫師可能需要公司的那些產品，以及醫師處方這些藥品的可能性，以進行鎖定。當你因為瞭解醫師的需求，以及他的風格，而鎖定那些醫師當作重要的銷售目標時，同時也應該仔細評估必要的拜訪頻次。

1. **醫師的用藥量很多**

   值得你多拜訪幾次；在每輪的拜訪行程裡，可以安排拜訪他兩次。

2. **對於用藥量不大的醫師**

   可以在每輪的拜訪行程中，約訪一次；每兩輪一次也行。

3. **應該要多花時間，常常去拜訪新醫師**

   以便讓他們能夠跟 MR 互動，建立信任，並使其更熟悉公司及系列產品。

 關鍵要點總結

第一步：

評估醫師的影響力與用藥多寡的因素。

1. 病人的類型與數量。

2. 醫師的專科類別。

3. 醫師是否為意見領袖。

4. 醫師年齡。

5. 醫師處方習慣：採用原廠藥品或是學名藥。

6. 醫師的可近性：是否容易約訪。

7. 醫師獲得健保給付的多寡。

第二步：

蒐集資訊以建立醫師檔案。

1. 個人觀察的結果。

2. 醫師同儕的看法與評價。

3. 來自當地藥局的重要訊息。

第三步：

挑選最值得拜訪的醫師。

1. 在責任區域中，可以再次評估那些跟我們有業務來往的醫師，以修正優先拜訪的醫師（客戶）名單。

2. 逐步把用藥量不多的醫師，更換為那些很有處方意願，可能會開立很多藥的醫師。

3. 要持續地評估那些固定拜訪的醫師，並且要不斷地發掘新醫師（客戶）。

4. 從各種可能的管道認識新醫師。

   (1) 直接觀察。

   (2) 從別的行銷人員而來的消息。

   (3) 來自藥局的資訊。

   (4) 客戶資料庫。

5. 如果一位醫師的影響力與用藥量可能很大，你要積極拜訪，深入認識這位醫師。

6. 如果有具潛力的新醫師，就把他列入優先拜訪的客戶名單上。

第三節　建立客戶背景資訊

　　個人與其他行銷方式，如藉大眾傳播媒體、廣播、電視、雜誌、報紙、網路或者是直接寫促銷郵件，最主要的不同點，在於個人行銷有機會可以進行客製化的產品簡介。要達到這個目標，你必須瞭解你的客戶，而且清楚他們的需求。

　　要真正瞭解你的目標醫師（客戶），必須要從三種不同的角度衡量：

把你的目標醫師看成是：	1. 一位醫師
	2. 一位商人
	3. 一個風格獨特的個體

把醫師看成是一位濟世良醫

　　要讓產品的詳細說明真的發揮效果，你必須充分瞭解醫師診治的是那類病人與疾病，還有醫師受其他醫師或醫院的影響程度。這些資訊，可以幫助你找出最符合醫師需求的產品和理由，以便在日後每次的約訪活動中，訂出適當的目標。

1. **專科別考量**

　　這是一個專業分科的時代，但是 MR 應該要瞭解，部分醫師會集中心力於專科領域內；而其他的專科醫師則可能什麼病人都看。

2. **所關心的事**

　　幾乎每位醫師都會特別注意某些藥。例如，有些開業醫在使用抗

風溼藥物時，會特別謹慎小心。有些醫師擔心腸胃的副作用，這可能是因為他們看過太多使用 Aspirin 和 Indomethacin 的不良反應吧。

和醫師討論一種他絕對不會使用的藥品，是浪費寶貴的行銷時間。更糟的是，這種討論會影響醫師觀感，醫師希望你聚焦在他關心的議題上，而不是討論他沒有興趣的議題。

3. **在醫院裡**

如果醫師是醫院團隊裡重要的一分子，那在醫院的用藥方面，他有多大的影響力呢？

這一類的資訊可以讓你知道，何時該改弦易轍，把針對開業醫師所設計的產品簡介，換成以醫院為中心的銷售活動。

4. **副作用或藥效**

一般來說，有兩種方法可以瞭解醫師的用藥原則，而你將可因此注意那些能告訴你醫師是如何看待某種藥物，或是如何看待某種治療方式的線索。

有些醫師，在真正想到藥物對他們病人的好處以前，會先考慮到一些可能的問題（副作用）。例如，有許多小兒科醫師對於用藥很謹慎。他們聽過太多有關外用氟化類固醇的副作用，以致於他們根本不會考慮在兒童使用這種藥物。

對於這些醫師，你應該強調藥物已被廣泛使用，以及它在臨床上的安全性。只有當醫師明白這種藥臨床上的安全紀錄，他們才會想要全盤瞭解該藥物對病人的真正好處。

有些醫師會先想到藥物的療效。這類醫師通常是專科裡的專科；他們有許多已看過其他醫師，但仍然痼疾纏身，極度期望接下來

會突然有「醫療奇蹟」出現的病人。

對於這些醫師，一開始就應該提出臨床文獻說明，並強調能做為病人良好反應的其他證據。對大部分這一類的醫師而言，你應該要考慮找個機會，好好討論處理不良反應的方法。若醫師接受線上拜訪或電子郵件，可在拜訪後立即寄送相關文獻並跟催，更有效果。

當你想要更進一步瞭解你的目標醫師，這裡還有幾種有用的資訊：

Q：這一位醫師是不是很有研究精神呢？

Q：醫師會否很想瞭解藥物是怎麼作用的？如果是這樣，解說作用機轉讓他瞭解。提供醫學文獻或研究報告；並且和他討論，如何將該產品應用在臨床上。

Q：用藥的方便性對醫師來說，是不是很重要的考量呢？

Q：醫師是否喜歡二合一或三合一的藥物呢？

Q：醫師對於某些種類的藥物，是不是很謹慎小心呢？

把醫師看成是一位精明的商人

下一步是瞭解醫師開業的商業層面。必須考慮下列這些在商言商的特點：

Q：醫師對我們來說有什麼潛在利益？他所診治的病人群有多龐大？

Q：醫師的專科別，是否符合你想要銷售的那一系列產品呢？

Q：醫師是不是會處方很多，或會常常處方那些你想推廣的藥品呢？

Q：換句話說，該醫師是不是值得你等待？你的付出能否反應在實際的銷售上？

一位專業的 MR，會明智地分配時間和精力，把精神集中在「大手筆」的客戶上；而且有系統，但花較少的時間，兼顧到每一位小客戶。要記得「80 / 20 法則」，帕列托法則：百分之二十的醫師，貢獻百分之八十的生意！將醫師分類，並對當地的醫療生態做好銷售的組織規劃。

瞭解醫師目前使用的是你公司的那幾種產品。

Q：醫師把你公司的產品，應用、處方到什麼程度呢？

Q：限制他們的使用量的因素有那些呢？

Q：這些藥品是用於治療那些疾病或症狀呢？

Q：醫師處方你公司的產品的情形增加了、還是減少了？為什麼情況改變了？

醫師的工作習慣

為了盡可能減少浪費拜訪醫師的時間，你必須知道：

Q：醫師工作的時間？包括他的休假日。

Q：他是否願意在看診時間和 MR 見面呢？

Q：對醫師來說，是否有最合適的拜訪時間，還是某一段時間是可以接受拜訪呢？

Q：醫師是否在看診時間前就會抵達、會在午餐時間留下、或是在正常的下班時間之後依然奮力工作呢？

Q：醫師會常在休假日，到辦公室處理文書工作嗎？他在這時候會見你嗎？

上述消息的最佳來源，是護理人員或接待人員。知道他們的名字，並記錄下來。務必和醫師團隊裡的人員保持良好關係。他們是你與醫師建立關係的守門員，可以把你擋在門外，也可以幫你一把。

也許你應該瞭解一下醫師開的是什麼車。這可以讓你猜出醫師是否在辦公室或診所內。

Q：醫師平常做事的方法是什麼呢？如果接待室裡擠滿了各類人員，是否代表你應該過一會兒再回來？還是接待人員會在看診之際，讓你抽空跟醫師見個面呢？

Q：醫師是急驚風型，還是慢郎中型的工作者呢？

Q：如果醫師很忙，你能不能把拜訪安排在以後的時間呢？

Q：事實上，你能不能提早敲定拜訪的時間呢？

Q：診所裡是不是有許多檢查室？有時候，候診室裡只會有一、兩位病人，但是有許多病人都是在檢查室裡。如果這種情形是真的，你等候的時間可要延長許多了。

如果接待人員鐵著面說「不見推銷人員」，你確定這種說法包括你和你的公司嗎？雖然有些醫師只願意接見少數幾位業務代表，但他們很可能讓你破例。

把醫師看成一個風格獨特的個體

一位名人曾經說過，「個人的獨特風格是平常生活的調味劑。」它也是銷售的樂趣之一。

我們看待客戶時，會把他們區分成像是內向型、悠閒型，或是冷靜型的人。但是如果 MR 想要把東西介紹給某一「型」的客戶，而不

是因人而異做銷售，他很快就會發現自己也被分類了：被歸到沒有績效的 MR 那一類。

在調整你的詳細簡介或是銷售活動時，要花點時間想想每位醫師的獨特風格。你最重要的研究工作，可能就是研究醫師的個人風格。

大部分醫師的風格可以分為四種類型

1. 駕馭支配型。
2. 理性分析型。
3. 和藹可親型。
4. 喜歡表現型。

知道醫師是屬於那一種類型，然後據以採取適切的行動。下面是一些有關個人風格的小祕訣，可以幫你很快地瞭解，醫師的個人風格最趨於那一種；而且也讓你知道，如何有效掌握銷售拜訪的重心。

1. **駕馭支配型的醫師**

個性特點：

(1) 「外向／主動」與「任務型／以事為主」。

(2) 有強迫性格，而且馬上會提到重點，毫不拖泥帶水。

(3) 劍及履及，而且很喜歡打岔。

(4) 最關心現在的事，不在乎過去或未來。

(5) 願意為某些必須快速完成的事，冒些風險。

(6) 能控制身體不自主的動作。

(7) 即使與你四目相對，也不覺得彆扭。

(8) 肢體動作很快，而且可能表現出不耐煩的態度。

你可以做什麼呢？

√ *把重點放在目標和行動上，並提供選擇方案。*

2. **理性分析型的醫師**

個性特點：

(1) 「內向／被動」與「任務型／以事為主」。

(2) 說話慢條斯理而謹慎。

(3) 對於時間安排很有條理，但是反應不快。

(4) 會強調事實、原則，和統計。

(5) 會分析所有重要的可能性，以避免做出錯誤的決定。

(6) 會控制身體的動作，並且很少表現出自己的情緒。

(7) 避免眼神的接觸，而會專注在文件或目的上。

(8) 不會採取快速的行動，而且會表現出冷淡與漠不關心的態度。

你可以做什麼呢？

√ *把重點放在原則與精確性，並用相關證據佐證。*

3. **和藹可親型的醫師**

個性特點：

(1) 心情輕鬆，而且語調平靜溫和。

(2) 友善，而且以人為中心。

(3) 會討論心裡的感受與人際關係。

(4) 舒適地坐著，採取開放接納的姿態，言談舉止間流露情感。

(5) 避免眼神過度接觸所造成的緊張氣氛。

(6) 不會採取快速行動，而需要你做些保證和鼓勵。

你可以做什麼呢？

√ *把重點放在相互的關係上，並提供個人人格的保證。*

4. **喜歡表現型的醫師**

個性特點：

(1) 很容易興奮，引人注目，深具說服力。

(2) 對於時間不會很在意，而且喜歡滔滔不絕的說話。

(3) 會討論夢想與直覺。

(4) 為了達成未來的目標，不惜冒險。

(5) 會運用臉部表情與肢體語言強調重點。

(6) 很重視眼神間的接觸以建立密切的人際關係。

(7) 身體動作很快，而且很衝動。

你可以做什麼呢？

√ *把重點放在未來目標，傾聽，並提供誘因。*

成功的 MR 會整合這些個性特點和醫師的個人風格，據以推敲在拜訪時，醫師可能的需求。你一旦知道醫師的作風，而且能看穿醫師的個性，就是你該好好利用這些資料的時候。以上這些特殊的方法，可以讓你針對不同的個人風格，巧妙地調整你的銷售說明活動，從而滿足醫師的需求。

關鍵要點總結

1. 從三種不同的角度認識目標醫師

   (1) 一位濟世良醫。

   (2) 一位精明的商人。

   (3) 一個風格獨特的個體。

2. 由四種類型醫師的剖析瞭解其個性特點，並站在他們的立場思考
   你應採取的醫藥銷售策略
   (1) 駕馭支配型。
   (2) 理性分析型。
   (3) 和藹可親型。
   (4) 喜歡表現型。

第四節　建立良好的人際關係

　　良好的人際關係，超越了單純的產品知識與銷售技巧，是一種不一樣的銷售條件。它是可以把銷售活動，變成締結成果的一種無形網鏈。它也是一種特別的信賴關係，會讓醫師願意處方你公司的產品。

　　想要達成交易，無論推廣什麼產品，都必須滿足客戶的需求，但這個基本前提卻常常被忽略遺忘！有許多 MR 在他們充分瞭解客戶真正的需求之前，就急著把銷售宣傳的那一套滔滔不絕地說出來；但是，請切記，一位不懂建立良好人際關係的 MR，是無法與醫師有什麼進展。

接待人員或是護理人員所設下的重重障礙

　　護理人員和接待人員的任務，就是讓醫師免於受到干擾；MR 的拜訪能不能順利的達到目標，可說是成敗都由他們所決定。他們掌控辦公室或診所的出入人員。他們通常負責向病人解釋有關用藥方面的問題，而且也會在你早就前往別的辦公室或診所以後，還提醒醫師有關你公司的產品的事情。

　　你可以藉著請教他的名字，把它鍵入客戶檔案；並開始和這位辦公室或診所員工建立良好的人際關係。用友善尊重的態度對待接待人員或是護理人員，是建立良好的人際關係最直接的方式。這些無價的好朋友將會是你在醫師辦公室或診所的最好幫手。

花點時間瞭解每位醫師

　　最理想的情況是，你已經建立了醫師的個人檔案，而且很清楚地描述了醫師的心理狀態。舉例來說，這個檔案應該包括下列的資料：

1. 醫師在那裡成長？就讀的學校？以及在那裡接受住院醫師訓練？
2. 醫師有幾個小孩？
3. 醫師個人對於人生與政治，抱持著什麼樣的處世哲學？
4. 醫師對於藝術、電影、與運動的興趣和喜好？

這些小細節看起來，可能跟你想推廣的產品扯不上關係，但是它們會幫你打開溝通之門。它們也會讓你得到友誼與尊重，而這兩者都可以促成最後的交易。

你不應該只是專注地在醫師的辦公室或診所裡，建立良好的人際關係。藥師也是你重要的伙伴。藥師可能負責向藥廠或物流商下訂單、回答病人的問題，還能幫你向醫師推薦一些產品。藥師也是提供有關於競爭產品最新資訊的重要管道。

建立良好的人際關係

要如何發展良好的人際關係呢？有些人看起來好像不費吹灰之力，就可以做好這件事；幾乎是馬上就能親近他們的醫師。雖然如此，大部分的人還是需要刻意地去問些問題。你如果覺得和醫師在一起的時候，要想些能夠建立良好的人際關係的話題很困難時，那不妨檢視客戶檔案，上面明列一些重點，例如：

1. 醫師的全名、生日、手機號碼、e-mail address、LINE、Facebook、Twitter、Instagram。
2. 醫師來自那裡？
3. 家庭情況相關的細節。
4. 學、經歷和進修主題。

5. 嗜好和興趣。
6. 參與那些社交俱樂部、宗教團體。
7. 最喜歡的歌手和樂團。
8. 對於人生的態度。
9. 幽默感。
10. 健康概況。

在你下一次再度拜訪這位醫師前，很快地瀏覽這份客戶檔案，以便提醒你可以討論那些主題，或應該把那些事情問清楚。

良好的人際關係是否成功地建立

藉著人際關係溫度計，你可以檢視自己是否已經成功地建立良好的關係。舉例來說，如果醫師問你，「你是那家公司的醫藥代表呢？」此時，對照人際關係溫度計，顯示你們之間的關係是冷若冰霜。（請酌參表三）

表三　人際關係溫度計

醫師反應	代表溫度
我能不能邀你和你的家人一起共進晚餐呢？	110
我想要把你公司的產品介紹給藥事委員會。	100
我想把你介紹給一位，可能會很有興趣的同事認識。	90
記得路過就進來坐坐。	80
請進 Productyn 先生！	60
我想要麻煩你幫我進行一場臨床試驗。	40
嗯，也許改天我可能可以試試你公司的產品。	20

醫師反應	代表溫度
請把你的試用樣品留在我的祕書那兒。	10
對不起，今天沒空見你，下個月再找個時間聊聊如何？	0
你是那家公司的 MR？	-10
我不願意跟任何藥廠的推銷人員見面。下次不要再來煩我！	-20

如果醫師認得你，但是跟你說「對不起，現在沒空。我們下個月再聊聊好了。」那還不錯，至少溫度已經上升了五度。

溫度計上的指標更高些的情況，大約是你向醫師要求做個產品推薦，最後只換來少數幾張這種產品的處方。那意謂著你的人際關係尚須加強。

醫師與你，彼此關係要一路升溫，必須靠 MR 真正地能讓聽眾感動。成功的 MR 會讓醫師專心地聆聽，參與分享自己的臨床經驗，並且答應處方他們的產品。當醫師願意花點時間，把你和你公司的產品，推薦介紹給同儕認識時，就是人際關係臻於高點的時候了。

客戶資料檔案

下列的客戶資料檔案，是醫師拜訪計畫評估表裡，很重要的一項補充資料。當把它們合併運用時，你將可以對醫師個人風格有完整的概念；而且也可以瞭解他們看病行醫的整個細節。當你掌握這些資訊，並能妥善運用你的「人際關係溫度計」，你將會有大幅增加的銷售佳績。（請酌參表四）

表四 客戶資料檔案

醫師的立場	商人（生意人）的立場	獨特個性	個人資料
• 在他想到藥物的好處之前，是否會考慮到副作用呢？ • 他是不是會先考慮到價格問題？ • 他是否有研究精神？ • 對病人方便的用藥方式是否會對醫師有影響呢？他是否不喜歡使用複方的藥物？ • 他是否對於某些種類的藥會特別謹慎小心？ • 他是否對於持續教育的課程很熱衷呢？ • 他有沒有擔任教職？ • 他有沒有參與醫學會議呢？ • 醫師治療的是那種病人和那些疾病？	• 他的處方都是由那裡的藥局在處理呢？ • 要找到他是不是有個「最佳時間」或是「唯一的時段」呢？ • 他是不是會在辦公時間之前，提早到達辦公室或診所呢？ • 午餐的時候，他是否會留下而不離開？ • 他在辦公時間之後，是不是還會延長工作時間呢？ • 如果接待人員說「嚴禁銷售」，你確定他指的包括你公司嗎？ • 他是急驚風，抑或是慢郎中型的工作者呢？	• 他是不是很多疑，還是很容易接受別人的看法？ • 他很保守，還是很開放外向呢？ • 他的辦公室或診所在市中心的位置，還是郊區呢？ • 他的候診室氣氛很活潑，還是很安靜呢？ • 從四種基本的醫師類型來看，你覺得他最像那一型呢？ 　» 駕馭支配型 　» 理性分析型 　» 和藹可親型 　» 喜歡表現型 • 他的服裝與髮型，是一般的還是很正式的呢？	• 他的信仰是什麼？ • 他對於人生的哲學是什麼？ • 他有那些嗜好呢？ • 他是不是參加了某個社交俱樂部呢？ • 他對於藝術方面有什麼特別的喜好嗎？ • 曾經拜訪或到過那些地方旅遊？ • 他是那裡人？是從什麼地方來的？ • 他的生日是在那一天呢？ • 他有多少小孩呢？ • 他過去是念那間學校的呢？ • 有那些人過去是他的同學呢？

醫師的立場	商人（生意人）的立場	獨特個性	個人資料
• 他是不是只專心看某一專科的病人呢？ • 他需不需要這種產品呢？ • 他還跟那家醫院有合作（在那家看門診等等）關係嗎？ • 他對於那家醫院用藥政策的建立，有多大的影響力？ • 他是不是一個醫界的領袖呢？ • 他是不是會先想到藥物的正面療效呢？他是不是很有實驗精神？ • 他是不是富有研究精神呢？	• 那裡是不是有很多檢查室呢？ • 醫生對你的潛在利益有那些？ • 他會看多少病人呢？ • 他所治療的病人能不能用你的藥品呢？ • 他是否會開立很多處方呢？ • 你有那幾種藥他已經在使用的呢？ • 他使用這些藥物時，會受到什麼樣的限制呢？ • 當他開立這種處方時，是想要治療什麼樣的適應症呢？ • 醫師的藥物使用量增加還是減少了呢？	• 他是不是常常把意思表達得不清不楚了呢？ • 他有沒有試圖主導整個產品說明會呢？ • 他是否能夠接受在說明會上，通盤討論你全系列的產品？還是他比較喜歡徹底討論一、兩項產品就好？ • 他的記憶力是不是很差？ • 他的思慮會不會常在各地漫遊，一點兒也不會專心？ • 你比較常看到他很緊張，還是很輕鬆的樣子呢？ • 他是否會看中業務代表，並認為他們的工作很重要呢？	

關鍵要點總結

1. 讓接待人員（祕書、助理）站在你這一邊。
2. 要以獨一無二的方式，運用拜訪前計畫評估表和客戶資料檔案，瞭解你獨一無二的醫師。
3. 藥師可以成為提供重要資訊的伙伴。
4. 要製作並使用醫師資料卡，以便協助你有效率地計畫工作。

第五節 規劃藥品銷售策略

　　到目前為止，我們已經討論過，在拜訪前的準備工作中，瞭解醫師是件很重要的工作。現在我們要看看，如何運用這些蒐集的資訊，做好銷售規劃，以增加銷售量。

需要什麼

　　我們現在有興趣的資訊是和處方的模式有關。

1. 那些醫師會優先考慮處方你公司的產品，而且用量很大呢？
2. 那些醫師會優先考慮處方你公司的產品，但用量不多呢？
3. 那些醫師優先選擇競爭產品，而且用量甚鉅呢？

　　當然，除了上列的這三種類別之外，還有很多其他種類的開藥方式，但這三種是與策略規劃有關的最重要分類。即使是很小的銷售部門，依然可以輕易地取得這三類醫師們的基本檔案資料。

蒐集資訊

　　身為 MR，你比公司裡其他任何人更接近醫師。你不僅把所有的時間都投注在這個領域，而且也能從許多管道取得資訊，包括你的目標醫師們、護理人員們，以及藥師們。這些資訊應該要詳實地記錄在客戶檔案裡，或是拜訪的報告中；而你的主管會常常問你這方面的細節，以便設計一套銷售策略。

　　醫師本身就是絕佳的檔案資訊來源，透過直接遞送的問卷回函，

就可以取得這些資料。大部分的情況下，問卷可以精確地反應醫師們的偏好，以及他們所處方的藥品。

如何運用檔案資料

我們有三種方式，可以使用這些檔案資訊，以便增加或是維持對這三類醫師的銷售效果。

對於第一類的醫師：要維持，保護，並增進現有的銷售成績；同時要介紹一些新產品給他們

對第一類的醫師來說，這的確是個理想的策略；但是你必須要能確保他們對於你公司產品的忠誠度，始終如一。

對於第二類的醫師：要擴展你公司產品的應用範圍

這些是會優先選擇你公司的產品，但是用藥量不多的醫師。當你確認這一類醫師時，你可以設定一些目標，以增加醫師對於產品治療範圍的瞭解，並可以展示新的適用範圍、用法及劑量的選擇，而且可以鼓勵醫師成為會處方很多的人。

對於第三類的醫師：要鼓勵他們換藥試試看

第三類的醫師會開許多的處方，不過都是競爭廠商的產品。在這種情況下，你的目標就在於提高你產品的優先順位，瞭解醫師選擇的考量後，向醫師強調，和競爭產品比較，你公司產品有那些特點及利益點。

讓那些開處方很多別家產品的醫師浮出檯面

也許要知道醫師是不是常常採用其他競爭者產品，並不容易。但就這一點來看，藥師是最有價值的消息來源。我們可以採取下列這些步驟，找出醫師的處方習慣。

1. 做一份你想要調查的競爭產品類別清單。
2. 把這份清單拿去請教藥師，清單上的那一種藥品銷得最快。
3. 請教藥師，有那些醫師處方銷量第一的產品？
4. 找出這些醫師處方的藥品總量。
5. 你現在可以查證一下，這位醫師是不是在你的拜訪名單上；如果不是，你就應該把他列入拜訪清單。

現在你已經知道，那些大量採用別家藥品的醫師是誰，也得到充分的資訊。下一次拜訪時，你可以展示產品比較資料，說明你公司的產品能夠提供更優異的利益點。

➕ 關鍵要點總結

1. 蒐集有關你的目標醫師處方習慣的資訊。
2. 以處方模式為標準，將你的醫師客戶們分類建檔。
3. 運用處方模式的資料，以維持、增進或改變醫師的處方習慣。
   第一類的醫師：維持你現在的市場地位。
   第二類的醫師：要增進醫師對你公司產品的認識及用量。
   第三類的醫師：讓產品成為醫師處方的優先選擇。
4. 請藥師幫忙確認，那位醫師用了許多競爭廠商的產品。

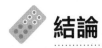 結論

和其他任何一種奮鬥的過程一樣，要確保醫藥產品銷售的成功，必須紮紮實實地做好準備工作。如同長途遠遊的旅行者，會研究地圖和行程，做好因應不同天氣狀況的準備，並確定所用的交通工具能夠應付得了巔簸的旅程。對 MR 來說，拜訪前的準備也是一樣地重要。

在拜訪醫師之前，不要忘了醫師在行醫的工作之外，也是一個有血有肉的個體。當你瞭解醫師的喜好，知道一些有關於他個人的生活情況，以及對於運動或政治有興趣的資料，會讓你發掘到一個跟那位醫師建立起友善人際關係的機會。（補註：避免敏感的政治和宗教話題。）

當然，每一位醫師都只是整個區域的一部分，就你所負責的地區市場來說。許多因素，像是價格、廣告，以及病人種類，都會影響產品被醫師接受的程度。任何一個好的拜訪前計畫，都應該考慮到競爭的部分，並且要瞭解醫師們對於競爭者銷售策略的反應。

要更瞭解醫師，很重要的兩項工具是「醫生拜訪前分析評估表」以及「客戶檔案資料」。它們應該要能隨時被查閱與運用。

當你掌握了你的目標醫師們和市場的完整資訊，就能夠讓你的銷售拜訪活動，更切合醫師的特殊需求。而這也才是典型的，而且真的能讓大家滿意的銷售拜訪。

複習重點

1. **在拜訪前評估醫師的時候，你應該要考慮：**

   a. 背景資料。

   b. 拜訪紀錄。

   c. 客戶的問題點或目的。

   d. 實際可行的銷售目標。

   e. 以上皆是。

2. **MR 要如何瞭解醫師，以建立精確的資料檔案呢？**

   a. 要從把醫師看成是位醫師、是位精明的商人、是個具有獨特風格的個體，這三種角度來瞭解。

   b. 以醫師、高爾夫球選手，和開立處方的人三種角度去瞭解。

   c. 要從把醫師看作是位優雅的女士／紳士、一位居家型的人，以及一位好鄰居三種觀點來認識他。

   d. 要從開立處方的人、藥物使用者，以及一位諮詢人員三種觀點來認識這位醫師。

3. **對於藥物治療，大部分醫師最關心的是什麼問題呢？**

   a. 產品包裝是否美觀。

   b. 價格和尺寸大小。

   c. 副作用、安全性，以及藥效強度。

   d. 病人的接受度。

4. **對你公司的產品來說，醫師們與他們的處方之間，有什麼有趣的關係呢？**

   a. 一位醫師恰好開一份處方。

b. 有百分之八十的處方，是來自我們拜訪過的醫師中的百分之二十。

c. 我們曾拜訪過的醫師當中，百分之五十的醫師開立的處方，占了我們零售營業額的百分之七十。

d. 我們所有處方的百分之二十，是從我們所有醫師的百分之八十而來的。

5. **醫師的個人風格可以分成那幾類型？**

a. 駕馭支配型。

b. 理性分析型。

c. 和藹可親型。

d. 喜歡表現型。

e. 以上皆是。

6. **看看下列是那一類型的醫師？簡醫師說話總是緩慢而謹慎。在產品的詳細說明會上，他很少抬起頭來看業務代表；相反地，他很專注地看著辦公桌上的文件。他的意見包括很多複雜的統計和事實。**

a. 駕馭支配型。

b. 喜歡表現型。

c. 理性分析型。

d. 和藹可親型。

7. **為了策略性計畫的目的，我們會把開立處方的醫師分成那三種主要的類型呢？**

a. 會優先處方你公司的產品，而且用藥量很大的醫師。

b. 以你公司的產品為優先選擇，但是用藥量不多的醫師。

c. 首選處方競爭產品，而且用藥量很大的醫師。

d. 通常處方競爭產品的醫師。

e. a、b、c 三者皆是。

解答：

1-e，2-a，3-c，4-b，

5-e，6-c，7-e

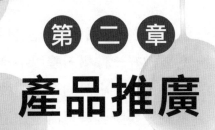

第二章
產品推廣

拜訪醫師與藥師，進行藥品行銷活動，並不是一件容易的事。

大家都很清楚，醫藥專業行銷新手，一定要學習如何行銷藥品的基本能力，才會有成功的機會。

在這一個章節裡，我們將會討論銷售拜訪的各個層次，以及使用的工具。

我們要特別強調，瞭解每一項產品的特點及利益點是很重要的。我們也會討論到，瞭解它們「如何」和「為何」不同的重要性，並且如何在行銷活動裡，善用這兩種特性。

最後，在行銷活動中，運用一些像是臨床文獻、視聽輔助器材等工具，一如你是天生的 MR。我們希望這個章節，可以幫助你達成這個目標。

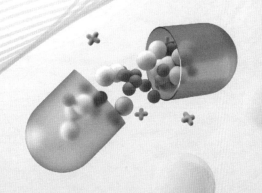

導讀

　　子曰：「工欲善其事，必先利其器。」工匠想要讓他的工作做好，一定要先使工具鋒利，想要做好一件事，善用手邊的工具是非常重要的。當在談到有效的拜訪時，除了事前的準備要做好外，就是需要設定明確的拜訪目的，通常就是要讓客戶更清楚知道我們的產品，或是要邀約客戶參加我們舉辦關於產品的相關活動等。

　　本章節將告訴你如何進行產品介紹、可以舉辦那些銷售活動與如何善用產品的臨床研究報告來說服你的目標客戶，而達到你的業務目的。其中包含在進行產品介紹時，要運用產品的特點與利益點，傳遞我們的產品能解決臨床上那些未滿足的需求。而舉辦銷售活動的目的，也是為了讓你的客戶對於你想傳遞的產品訊息更深刻，在需要處方這一類藥物時，更能優先的考慮處方你的產品。至於為何要運用許多的臨床研究報告來跟客戶溝通，因為我們所傳遞的產品資訊，都不是自己隨便說的，而是正式的臨床研究證明發現而來的。

第一節　產品的特點與利益點

有句老話說得好，「天底下沒有新鮮事兒，對藥品行銷也是一樣。」打從石器時代開始，人們就已經在做買賣了。最早發明輪子的老祖宗，也總得把它賣給別人吧！

在真正開始向任何一位醫師進行產品的簡介時，很重要的一點，就是 MR 要能瞭解產品特點與產品利益點的不同。在這個章節裡，我們會逐步瞭解什麼是特點及利益點，而且會知道為什麼、什麼時候，以及要如何把它們用在醫師的拜訪活動上。

在行銷藥品中，其實要直接取得訂單並不簡單，所以善用特點與利益點的觀念是很重要的；如此才能給醫師一個處方或購買你公司產品的好理由。

所有的產品都有特點與利益點

1. **什麼是特點呢？**

   特點就是當你描述一項產品或服務時，很值得你大力推廣的產品特質。

2. **什麼是利益點（Benefit）呢？**

   利益點就是一種描述方式，用來強調產品於不同客戶所能提供的特別好處。

下表羅列產品的特點與利益點，從中你應該馬上就能體會到，對於每一種特點來說，都可以產生許多的利益點。不同的客戶會在意不同的利益點；所以應用探詢的方式問出對客戶最適切的利益點是什麼，

就很重要了。如果你告訴客戶不切合的產品利益點，他大概就不會瞭解到為什麼你公司的產品符合他的需求。

特點與利益點的例子：

特點： 一個具有自動斷電開關的茶壺。	利益點（對客戶）： a. 飲茶者可以用它煮熱開水，以享受喝茶的樂趣。 b. 即使茶壺仍在煮，顧客也可以放心地離開。 c. 客戶可以專注其他事情，不必一直掛心煮開水這件事。 d. 長期來說，客戶可以因此省下一大筆電費。 e. 每當客戶使用茶壺時，他可以節省時間。
特點： 一台能夠立即洗出照片的拍立得照相機。	利益點（對客戶）： a. 專業攝影師可以馬上知道，他剛剛的攝影布景擺得好不好。 b. 一位父親可以馬上讓他的小孩看到他們的相片。 c. 教練可以馬上把運動員剛剛動作技巧的優缺點，指給他看。 d. 私密照可以不用把相片拿去洗，可以免去一場尷尬。 e. 專業的海濱攝影師可以馬上把相片賣給客人。

為什麼要運用特點與利益點呢？

所有的產品都有特點，但要單憑它的特點就成功地把產品銷售出去，實在有困難。這可能是因為客戶並不喜歡這項特點，但更可能的原因，是這種特點並無法吸引他們。為什麼？

某個人之所以會掏錢買東西，是因為他想要這項產品。購買的原動力來自於他想要滿足自己的需求。

這種需求是客戶個人的需求，而產品的特點必須能轉化成對顧客的利益點，才能滿足顧客需求。

因此，當我們利用產品的利益點進行藥品行銷時，客戶才會喜歡感受到產品所能滿足的需求，這是很重要的。

其實，我們通常有一個錯誤觀念，想到產品的特點時，客戶會跟我們一樣，馬上就感受到它還有許許多多的利益點。那麼為什麼要強調利益點呢？

1. 之所以要強調利益點，是因為產品的利益點才是賣點！
2. 產品的利益點可以滿足客戶的需求。
3. 利益點可以讓客戶更堅信他的選擇是對的。
4. 利益點讓客戶有一個購買的理由。
5. 產品的利益點可以針對顧客個人。
6. 產品的利益點，可以鼓勵客戶有所行動。

這為什麼會發生呢？藉著運用產品的利益點，我們可以讓客戶知道，這項產品多麼符合他的需求。

如何運用產品的特點與利益點呢？

我們應該要盡可能地，試著讓產品的利益點有用並有說服力。最簡單的方法常常是最好的，而有一種很簡單的方法，可以把特點轉換成利益點。當我們說明產品的特點之後，我們可以說：

「這個意思就是……」

然後：針對客戶，提出些產品特別的利益點。因此，在這次的銷售訪宣活動，你要說：

「也就是說你……」 **（可以從中獲益）**

或者是

「也就是說病人……」 **（會從中獲益）**

例一

醫藥專業行銷人員

「Productyn 在藥效及安全性方面是顯著優越的藥品。」 **（特點）**

「也就是說你……可以放心地處方。」 **（利益點）**

「Productyn 在體內的半衰期是 12 到 15 小時。」 **（特點）**

「意思是，你的病人可以藉著這種藥，緩解疼痛，一夜安眠，改善生活品質。」 **（利益點）**

說明完這兩個例子後，醫師會問「為什麼呢？」，或者是「這怎麼可能？」這就是要在這些說明之後，再提出證明的時候了。你必須告訴醫師，為什麼會這樣。你應該這樣解釋：

特點：「Productyn 在藥效及安全性方面是顯著優越的藥品。」

利益點：「也就是說你……可以放心地處方。」

例二

特點：「Productyn 在體內的半衰期是 12 到 15 小時。」

利益點：「意思就是你的病人可以藉著這種藥，緩解疼痛，一夜安眠，改善生活品質。」

因為：「Productyn 的藥效可以持續整夜，整晚有效！」 **（理由）**

什麼時候要說明產品特點及利益點呢？

當我們問了一個開放性的問題之後，讓客戶知道產品的特點和利益點。我們應該把握機會，多多闡述產品的利益點。只要一提到產品的特點時，就要馬上能夠提出它所帶來的利益點。

　　你可以把自己想像成是醫師，正在聽取產品的介紹，這樣子比較能夠瞭解如何做好這種特點與利益點的轉換。到底是那一項利益點會讓你相信，這項產品真的符合你的需求，而且會進一步讓你把它納入處方呢？

　　不要忘了，產品的利益點是說給醫師或病人聽的，不是給自己聽的。

 關鍵要點總結

1. 什麼叫做特點，什麼又是利益點呢？

   (1) 特點就是當你描述一項產品或服務時，很值得大力推廣的產品特質。

   (2) 利益點就是一種描述方式，可以強調這種產品，對於不同客戶，所能提供的特別好處。

   (3) 對於每一種特點來說，通常會有一種以上的利益點，因人而異。

2. 為什麼要陳述特點和利益點呢？

   (1) 之所以要提到產品的利益點，是因為它可以滿足醫師的需求。

   (2) 因為產品的利益點能夠滿足病人的需求，這才是最大的賣點。

3. 如何運用產品的特點與利益點呢？

   我們必須為每一位目標醫師客製化最適當的說明簡介，讓他瞭解產品的利益點。

   (1) 要能夠用「這就是說」的說法，把產品的特點與利益點連上關係；產品的利益點為醫師所信服—好好說明為什麼，以臨床文獻佐證。

(2) 藉著說明為什麼產品有這樣的特點，可以讓這種特點更與眾不同。

4. 什麼時候應該好好說明產品的特點與利益點呢？

　(1) 要找到機會，提出產品的利益點。只要一提到產品的特點，就一定要把實際有用的利益點說出來。依客戶需求的不同，每一種產品的特點是可以搭配不同利益點的。

　(2) 只要客戶說出他的需求，就要好好說明。

5. 在準備產品簡介時，特點與利益點是你可以好好運用的工具。每一項都會明確地指出醫師特殊的需求及目的，而且也會讓你知道有那些產品的特點，可以滿足這一類的需求。這些特點，接著就會被轉換成對醫師／病人有利的證明與證據；例如，就像是一些被當作處方根據的臨床文獻。

　在每次的銷售拜訪之後，問自己幾個問題：

　Q：我是不是問對問題？

　Q：我有沒有深入探查客戶的需求？

　Q：我有沒有提到對客戶的利益點？

　Q：有沒有用充分的理由支持產品對客戶的利益點呢？

　Q：有沒有順應醫師的需求，提出適當的產品利益點呢？

　Q：結束訪談前，有沒有提出對醫師有幫助的產品利益點呢？

第二節　基本的銷售簡介活動

到目前為止，你所準備的銷售拜訪，重點都是放在根據醫師的需求所研擬的說明與介紹。現在你已經有了不錯的背景資料，該是好好利用你所蒐集的這些資訊，計畫銷售時該怎麼做的時候了。

計畫是成功簡介的祕訣。你不應只準備你所要討論的產品，以及你會提到的資訊，也應該再仔細地規劃應用這些資料的順序。

產品銷售活動應該要這樣進行：

「王醫師，我想您會發現，我們的產品對您的臨床最有幫助，不知道您願不願意找適合的病人試用我們的產品呢？」

「這份臨床文獻顯示（必須是食藥署核准的適應症，且不能刻意劃重點引導客戶之文獻），在 250 位病人中，有 203 位的病情獲得改善─超過百分之八十；而林醫師的結論是『Productyn 是治療胃炎最有效的藥物。在每次使用 5mg，每天使用兩次時，病情可以得到最大的改善。』」

銷售簡介活動的組成要件

前文就是一個銷售簡介活動的情境例子，包含各項重要的步驟與架構。讓我們看看這些組成要件，特別是出現的順序。

1. 產品：Productyn 仿單及產品介紹（Detailing aid）。
2. 有效程度的證明：臨床文獻。
3. 產品所設計用來治療的疾病：適應症。
4. 如何使用它：劑量：每次 5mg，每天兩次。

這樣子的銷售簡介是不是還有改善的空間呢？在第一句裡所用的字詞，「你會發現它是有效的」以及「試用」，代表了也許醫師並不是對產品很熟悉；而且一直快到說明結束時，MR 才告訴醫師，這種藥是做什麼用的。換句話說，MR 的確說明了一些相當好的要點，但是我們並沒有辦法確定他另外又說明了什麼。

在真正的專業銷售簡介裡，絕對不是碰巧才提出產品要點。相反地，在銷售的場合中，提出這些重點的時機，都是在有意地設計過而且計畫好，可以真正抓住對象顧客需求的時候。

一個好的銷售簡介，應該要有如下的結構與活動順序：

1. **切中醫師的需求**

   無庸置疑地，第一步就是要掌握醫師對你的注意。人們常常只會對自己的需求感興趣。醫師專業上的需求，基本上是基於下面幾個原因：

   (1) 遇到痼疾難治的病人。

   (2) 碰到特別的疾病或症狀。

   (3) 在選擇治療方式時，遇到了困擾。

   要吸引醫師的注意力，最好的方法就是把簡介的重點，放在醫師極為重視的問題上，而不是放在我們覺得重要的事情上。有時候，如果醫師只有想到他的需求，其實還是不太夠。我們有必要讓醫師知道，這個問題多麼困擾他，而且多麼棘手。我們必須讓醫師準備好，讓醫師迫不及待地把我們的說明簡介聽進去「誘發需求」。

2. **產品特點 / 利益點的解決方案**

   現在醫師已準備好要知道你公司產品的特點與利益點，為何能夠

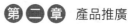

解決他的困擾與需求了。在介紹產品是什麼、有什麼功效,以及
如何發揮這種功效時,全都要以滿足醫師的需求為出發點,好好
地向他解釋說明。

這就是你可以提出產品特點的時候了。當你把產品的特點,轉換
為醫師可以認同的利益點,就能藉著滿足醫師的需求,解決他或
病人的問題。在這個時候,醫師心裡想到的,可能就是「這正是
我要的!」。

3. **證明藥效及安全性**

和銷售其他商品不同的是,進行藥品行銷時,客戶會要求你的論
點必須有所依據。你要能夠說服他們,產品像你所說的一樣,已
經充分地經過驗證評估;而且也如你所言,療效及安全性沒有問
題。

到底需要多少的證據呢?其實會因情況而異。有關產品的證明,
可以從一位曾經使用過這項產品的醫師,他簡單的經驗談;或是
你的公司所提出的證明文件;甚至是這一方面的醫學權威所提出
的臨床參考文獻。無論你用那一種,「你的每一句話都必須有憑
有據」。

如何適當使用產品資訊?

藥品之所以藥效不好,或藥效有限,最主要原因是沒有遵照規定
使用。主要是劑量不當,或是使用方式不正確;或者是藥物在不該用
的時候使用。從許多調查結果發現,其實醫師對於能夠把一項藥品的
藥效,發揮到極致的實用小祕訣,接受程度還是很高的。

為了發揮藥品的最好效果，你必須確定醫師真的知道怎麼使用這種藥物，而且什麼時候該用。要確定醫師很清楚可能的副作用以及要怎麼處理它們。如果一位醫師遇到了他壓根兒沒有想到的副作用，可以確定的是，他可能一下子就會把這個藥品打入冷宮。

1. **激勵醫師許下承諾**

   如果到了這個時候，醫師雖然表現出些許興趣，但是看起來還沒有下定決心，那也許有必要在關鍵時刻適時促使醫師，協助醫師許下承諾。

   這是你在本次的銷售拜訪中，最後一個可以達成交易的機會。通常一個激勵性的問題就會很有效。舉例來說：

   「你願不願意在接下來的五位胃炎病人身上，改試試 Productyn 呢？」

   記得要得到醫師的反應或意見，才能做個結論。

   「好的，醫師，我知道您和您的病人將會喜歡『Productyn』的。我下次拜訪的時候，一定會來聽聽您的好消息的喔！」

2. **再次激勵處方**

   如果醫師早就已經決定要使用，或者是已承諾會增加這項藥品的使用量，那麼這個步驟就是要提醒他這麼做而已。通常在你結束拜訪前，或是繼續介紹下個產品以前，藉著把剛剛對於產品的討論做個總結，你可以達到再次激勵處方的目的。這就像是產品包裝上的緞帶一樣，它會把東西包得很牢固。

   (1) 用另外一種方式描述問題：如果醫師的講法與你的不同，記得要用正向內容的說法重述。

   (2) 提醒醫師，如果他能開始使用、或是繼續使用你公司的產品

時，將可以得到良好的反應。要特別強調那些醫師覺得很感興趣，或是認為很重要的利益點。

藉著這樣的安排以及程序，基本的銷售簡介就會成為很有威力的推銷模式。

 關鍵要點總結

1. 探尋找出醫師的需求。
2. 以產品特點／利益點滿足醫師的需求。
3. 以臨床文獻證明藥效及安全性。
4. 明確地表達產品資訊，包含常見的副作用與健保給付規定。
5. 激勵醫師承諾處方（使用）你公司的產品。
6. 再次以醫師的說法提醒醫師，再次承諾使用你公司的產品。

第三節　運用臨床文獻

醫師是非常理性分析的人，而這也意味著 MR 要能夠做好準備，以解決他們多元的問題。所以本節提供一系列的方法，幫助你說服醫師，開立你公司的產品。在這裡，我們要提的就是臨床文獻。

什麼是臨床文獻呢？

臨床文獻是一份在公開期刊發表的臨床治療結果報告，這份報告根據的是評估病人對於治療的反應。這份報告也許會把重點放在這些藥物如何在體內產生作用，也會對用藥的合適劑量進行探討，這種藥品療效與副作用，當併用其他藥品時可能會有的交互作用，或者是以上這些重點的綜合討論。臨床文獻是可以幫你的產品建立可信度，而且也是成功交易重要的敲門磚。

臨床文獻是說服醫師很有效的工具。目前網路資訊發達，醫師也常自己上網查詢。

什麼時候需要臨床文獻呢？你需要自己創造這種需求。因為除非醫師推測你有他想要找的答案，不然他們不會主動想看那些證據。

你已經向醫師表達過：

1. 一些特別的利益點。
2. 一份有關藥物安全劑量或耐受度範圍的資料。
3. 優於競爭品的利益點。

現在醫師要求臨床證據，如果沒有，那你所訴求的可信度就會降低。藉著這些獨立而沒有利益衝突的科學研究，臨床文獻可以讓醫師

相信你的解釋與保證。

當你回答一個問題，或是向醫師說明藥物的一項利益點時，就會引起大家尋找有效證明的念頭。當你能夠吸引醫師注意你的解釋，其實你已經積極地引發對方追根究底的興趣。只有當醫師在考慮你的提議時，他們才會想要找些證據。在他們做決定時，總是需要有所依循。這可以用一些流程來解釋。世界上沒有兩個完全相同的銷售活動，但大多符合下面的一些模式。

提出文獻的流程

1. **引發醫師對臨床文獻的需求**

   在你解釋時，可能會引起醫師對於你答案的興趣。他可能還沒有想到要問什麼問題，可是很可能已經在試著找尋一些能夠讓他心安的保證。此時你可以釋出一個試探性的問題，來確定醫師已經朝向正確的方向；而且可以藉機引發他對於臨床文獻的需求：

   「您想要知道這種治療方式，和您現在使用的藥物比較有什麼不同嗎？」

   「我有一份臨床文獻，說明您所關心的年長病人用藥安全問題；您願意看看這些新的研究結果嗎？」

   如果答案是否定的，表示你在這次的產品推廣上，還要再加把勁。一個肯定的答案就代表醫師想看文獻了。

2. **以臨床文獻當作開場白**

   如果用一篇臨床文獻或研究報告，當作產品簡介的開頭，通常馬上就可以吸引醫師的注意；這會讓他瞭解，你有一些新的消息可

以提供。這種做法，對於那些你已經拜訪很多次的醫師很有用；也可以讓你能在討論先前提過的產品時，引起對方新的興趣。

當你在設計開場白時，要記住你的目標，是要讓醫師有機會表達他的需求。當醫師告訴你他的需求時，你應該藉著強調產品利益點的方式，來滿足這種渴望。接下來，你可以利用文獻支持你剛剛的論點。例如：

(1) 醫師所表達的需求

許多醫師都在找尋一種安全劑量範圍很大的抗發炎藥物，特別是能夠用在老年病人的產品；因為老年病人容易有藥物代謝緩慢，以及隨之而來的藥物副作用的問題。

(2) 產品利益點

服藥後兩個小時內，Productyn 在血漿中就可以達到最高濃度，迅速緩解病人的疼痛。因為 Productyn 的安全劑量範圍很廣，所以年輕及年老的病人，都能夠接受這種治療方式。

(3) 醫療文獻或研究報告

「老年病人對於 Productyn 的藥物耐受度：摘要報告」

(4) 簡介的開頭方式

「邱醫師，從上一次的討論中，我知道對您來說，一種安全劑量範圍很廣而且副作用很小的藥物，是非常重要的。如果您現在使用的藥物的確有這項利益點，那治療成功的機會應該可以大增。」

3. 展示文獻的可信度

原則上，醫師在檢視各種研究結果時，多半非常地謹慎小心。他們對於研究者以及刊載文獻的期刊，會特別注意他們是不是享譽

醫界，是不是具有相當的分量。在解釋文獻的內容以前：

(1) 先把報告篇名、日期、發表的期刊、作者（們）的姓名以及醫學院／附屬醫院展示出來。

(2) 把研究設計，做個大致總結；該研究是否是雙盲試驗，是不是公開進行的等等。

(3) 花一點時間討論一下研究團隊，在學術上是否是獨立公平的，立足點是否公正。儘量提出一些能夠讓醫師相信，這份報告深具可信度的理由。

4. **濃縮你想要說明的重點**

醫師很少有時間把文獻報告從頭到尾徹底看過一遍，必須靠你說明最顯著不同的重點。雖然如此，有些醫師還是不太有耐性，很少讓你有機會說明清楚。MR 如果能夠好好控制場面，對自己以及醫師都會有很大的幫助。

(1) 在拜訪醫師之前，就要計畫好如何提出所有的資料。你當然會想在銷售活動中，把最有威力的武器給用上。如果醫師只跟你說，「資料就拿給我好了，我等一下有空再看看。」那就極可能會讓你沒有辦法達成目標，至少也可能因此讓醫師更晚做出決定跟承諾比較慢。如果是這種情況，你就像是被耍來耍去，一點兒也沒辦法確定醫師的採納傾向。

(2) 要馬上把對方的注意力，移到報告中能滿足第一步所提的要求的部分。將關鍵特點做個總結，並試著將它們轉換成能夠滿足醫師需求的利益點。表格、圖表以及圖片，常常是最容易展示資訊的方法。要記得，能看一張圖，勝讀千卷書。

(3) 要能夠把這份資料或報告拿在手裡。要避免讓醫師掌控這份文

獻，避免醫師會在你說明的時候，霹哩啪啦地往下翻，一直讀下去。如果醫師因為某個原因，把文獻從你的手中拿走，可以試試下面的方式，把那份報告拿回來，「醫師，如果您允許的話，我可以告訴您一個在第三頁應該注意的地方嗎？」

(4) 要記得報告內文的編排方式，這樣你才能夠讓對方知道你對於這份報告極為熟稔，即使是將資料面對著醫師，你也可以輕輕鬆鬆地指給醫師看；這樣可以顯示你的確相當專業。請記得在你自己的講稿上，將重要的關鍵詞標示出來。

(5) 不要矇混忽略報告中的缺陷。如果你能把研究時的侷限，以及某些人對於結果所提出的保留意見，都提出來給大家參考，你將可以得到更多的信任，而不是更多的質疑。

5. **詢問醫師的意見與反應**

最後一步就是你必須確定你是否已經說服醫師了。花點時間，再放出一個「試探氣球」，提出一個試探性的問題。

「歐醫師，您覺得這樣子的發現怎麼樣呢？」

「康醫師，跟您過去的經驗比較起來，這樣的結果如何呢？」

醫師應該可以告訴你：

「我在想對於你所提到的這些藥物資訊，我可以相信幾成？」

「你的確讓我看到了令人印象深刻的證據。」

「我覺得它的確很有說服力。」

「是，我相信我會幫我的病人開立這樣的處方。」

臨床文獻的種類：再提醒一下

大部分的臨床文獻，都是以研究藥品化合物與生物製劑等、治療

過程、或是醫療處理程序為目的，所公開發表的報告。這些都叫做前瞻性的研究。雖然如此，有時候臨床文獻的結果，是從文獻整理，病人過去的病史總整理，或是臨床上發現的併發症而來的。這種就被稱為是回溯性的研究。你也許對於一些有名的回溯性研究很熟悉，像是將抽菸與肺癌和心血管疾病，做關連性研究的文獻。

　　研究的焦點可能會放在藥效、劑量、副作用、藥物單獨作用時的效果、或者是它跟其他藥物併用時的藥效如何。一般的研究是公開試驗，或者是以雙盲方式進行的。

1. **開放性試驗：可信度較低**

　　醫師和病人都知道進行試驗的藥物與目的。最典型的進行方式，就是不要求病人留下日常生活的紀錄，而藥效的好壞是從病人，或是研究者的觀察來決定。公開試驗的利益點，在於研究比較容易進行，而且相對來說，不需要那麼多的經費。常被批評的理由是，這種試驗缺乏控制組；而且如果沒有徹底去除個人偏見的因素，研究結果會太過主觀。因此，開放性試驗對醫師而言，可信度最低。

2. **雙盲平行試驗：有很高的可信度**

　　雙盲試驗設計的目的，就在於其客觀性。試驗中會有兩組被研究的病人，一組會接受真的試驗藥物或治療，而另一組使用安慰劑，或是使用目前正在使用藥效相近的藥物。沒有任何一位病人或是醫師，知道那一組使用的是真的試驗藥物（雙盲試驗即由此得名）。

　　試驗順利完成後解盲，因此就能夠瞭解比較治療效果的差異。雙盲平行試驗的關鍵，在於能夠盡可能的標準化：研究者會試著找

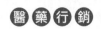

尋具有相似身體條件的病人，也許也試著讓他們有相近的年齡、相似的症狀。不管是使用試驗藥物的病人，或是使用安慰劑的一組，都受到相同程度的觀察與評估。為了盡可能地客觀，在試驗過程中有許多嚴謹的設計。這種研究在醫師心目中，是比較有分量的。

臨床文獻很重要的一部分，在於說明研究進行的程序方案，資料與數據是怎麼樣被解釋，變因是受到什麼樣的控制，以及安全保密措施如何進行，以確保隱密性不被破壞。研究機構以及參與醫師們的名字和資歷，也是說明時的重點；因為在醫界中的名望和權威性，是研究可信度的重要考量。

3. **其他可應用的科學或醫學文章尚有系統性文獻回顧（Systematic Reviews, SR）、統合分析（Meta-Analyses, MA）、藥物經濟學（Pharmacoeconomic）等**

4. **有時候，開放式以及雙盲互換的設計，會被用來增進公開試驗的有效性。臨床研究的方法和程序是可以自由創新的，它們其實只會受限於試驗主導人員的智慧與想像。**

➕ 關鍵要點總結

1. 引發醫師對臨床文獻的需求。
2. 以臨床文獻當作開場白並滿足醫師的需求。
3. 說明文獻的可信度。
4. 總結說明文獻的重點。
5. 試探醫師的反應與意見。

第四節　解說臨床期刊文獻的有效技巧

　　醫師大多非常忙碌。他們希望你能夠迅速、完整地，提供最重要的產品資訊。如果你能夠在藥品行銷的場合，很有效率、有系統地介紹一份醫學文獻或科學研究，那你一定能夠緊緊抓住醫師們的注意力。在這個過程，你可以讓大家更相信你是一位值得信賴的 MR。這個章節裡，會提供一些可以幫助你解說臨床文獻的技巧。

　　如果可以適當運用醫學文獻或科學研究，你可以達到許多目的，包括：

1. 引發大家的興趣，或開啟一個話題。
2. 回答一個問題。
3. 應付處理反對的意見或看法。
4. 強調你公司的產品所能提供的利益點。
5. 把你公司的產品與競爭品做比較。
6. 讓文獻的作者，成為你的靠山。

　　一般來說，你在導讀一份期刊文獻時，應該要遵循下列步驟：

1. 說明研究的主題、作者、日期、期刊出處、研究進行的地點，以及整篇文獻的重點。
2. 在討論文獻時，隨時都要提到作者（舉例來說，「柯醫師所選擇的病人是……」；「柯醫師的結論是……」）。
3. 把研究方法做個摘要說明。
4. 從研究結果的部分開始，利用圖片、圖表和表格強調研究結果的重要發現。
5. 從這次討論，衍生到反對的意見，或產品的利益點，或者兩者都是。

6. 確定對方已經接受你所提出的證據，而且已經回應反對者的意見。

有時候，你會想要以文獻裡討論的部分，強調「臨床上很重要的一點」。（例如說，Productyn 通常在一個小時內，就能達到血液內的有效濃度。）討論部分的資訊，可能會包括研究者主觀的看法，但仍然能夠客觀地對你的銷售有幫助。

臨床報告的不適當運用

要記得，不當使用一篇臨床研究報告，可能會對你達成銷售目標增添阻力。它可能會引起對方的疑慮，讓他們降低對你專業的信賴程度，並且不再注意你的簡介說明。MR 在運用臨床文獻報告時，常犯的錯誤有：

1. 對文獻不熟悉。對於報告內使用的專有名詞、圖片，以及銷售時應該注意的重點不甚清楚。如果客戶聽到的是遲疑猶豫的說明，相信他一定會失去聽下去的興趣。

2. 沒有拿好文獻報告。呈現文獻時，你應該要讓客戶可以很容易看它。這時候你常常得移近客戶們一些，或拿支筆當指示用。

3. 沒有在適當的時間裡運用這份資料。如果你用文獻的主要目的，是為了要強調產品的某項特點，或是某項對客戶很有幫助的利益點；那就在你想要強調時，才把文獻報告介紹給他們。抓對時間是很重要的一項技能；沒有辦法妥善運用正確的時段，只會讓聽者感到困惑，或者會使他們不再討論你這次銷售的目的主題。你一旦用文獻強調了某些重點，把你的簡介說明做個結束，並且嘗試以你這次拜訪的目的做締結。

4. 沒有辦法調整文獻運用的方式，以迎合你的聽眾的專業與興趣。
   瞭解聽眾們的興趣，同時讓文獻能滿足這些需求及興趣，是成功
   地介紹這種文獻時，一項必要的技能。

只有在做好準備的情況下，你才能把臨床文獻資料的功能，發揮
到極限。在你開始簡介文獻資料時，要確定研究者是否在此領域中享
有盛名。倘若作者或是該研究機構享譽已久，那大部分的醫師，會信
任這份文獻報告的結果。此外，如果你的客戶們在作者的學校畢業或
進修過，這會幫助你決定用那個單位的研究者來影響客戶。

在每個銷售的場合，你必須很快地評估，文獻報告是不是有必要
好好運用。有些情況，你可能會發現單單只用期刊文獻，是最好的方
式。（例如，要回答一個問題，或要處理某種阻力時。）在其他的情況，
你也許會想要先拿產品的行銷用印刷品給對方看，然後再拿文獻，來
證實產品的利益點。下一個章節裡會討論許多不同方式的簡介說明；
每一種都需要你以不同的方式，來運用期刊文獻的資料。

其他介紹臨床文獻報告的方法

當和醫師討論產品時，你可以用許多不同的方式，以介紹一篇臨
床文獻報告。想要很快攫取對方的注意力，你可以把這份文獻資料，
當作是銷售簡介的開場白。如果你願意等，你可以用它來輔助強調產
品的一項特點與利益點，或者是拿來回應醫師的反對意見。在回答醫
師的提問時，如果能援引文獻中的研究結果，將會很有說服力。另一
個運用文獻報告的絕佳時機，就是當你把競爭產品和自己公司的產品
做比較時，你可以藉著把立場公正的專家意見，與研究成果，介紹給
醫師，這將會使你的說明簡介更值得信賴。

1. **做個開場白**

   進行產品銷售簡介過程中，用臨床報告的資料當作開場白，常常可以快速攫取醫師們的注意力；它會讓醫師知道，你有些新的資料可以與他們分享。對於你已經見過很多次面的醫師來說，這個方式很有用；而對於一項之前已經討論過的舊產品，你想重新燃起對方的興致時，這也是不錯的方式。

   當你在想怎麼開場時，要記得你的目標，都是在讓醫師有機會表達他的需求。當醫師說出他的需求時，你應該藉著強調產品利益點的方式，來滿足這樣的需求。接下來，你可以利用這份文獻報告，支持你剛剛的論點。

2. **輔助支持**

   介紹產品及其特點與利益點的標準方法，就是善用輔助的印刷資料，把上述的論點都再強調一遍。如果你能夠提出一份受推崇的文獻報告，支持你所提到的產品利益點，那就能增強說明簡介的有效性。這麼做可以讓醫師更有信心。例如：「當你用 Productyn 治療關節炎的病人時，可以延長抗發炎的效果，同時減少全身性的副作用。」接下來，你就可以提出文獻資料支持你的論點。

3. **處理一個因為誤解或障礙所產生的反對意見**
   臨床文獻常常是用來解決過去或現在的誤解。

   如果有必要的話，可以再次強調：「黃醫師，您之所以採用 Rroductyn 而不用 Productyn，是因為您需要一種藥效更持久的抗發炎藥物嗎？」在瞭解醫師的考量後，可以讓他看一份能解除他反對疑慮的文獻。把這份報告簡要說明一下，然後確認醫師能不

能接受這樣子的解釋:「從這個研究的結果來看,您覺不覺得 Productyn 也可以很有效地來使用呢?」

要提醒醫師你剛剛討論過的那些利益點。如果醫師沒有辦法認同這樣的資料,試著瞭解一下醫師還有什麼樣的疑惑。

4. **用臨床文獻回答問題**

無論在什麼時候,不管你是直接使用文獻,或只是口頭引用;你一旦以權威人士的研究結果,解說醫師所提的問題,都能夠增進回答的可信度。舉一個你可以用臨床文獻回答問題的例子,「在長期使用時,病人接受 Productyn 的程度有多高呢?」記得,要隨時觀察你的答案是不是被接受了。醫師可能不會接受解釋,因為:

(1) 你的解釋不清不楚,或者根本沒抓到重點。

(2) 醫師看不起那份報告的研究人員,或者瞧不起文獻所發表的期刊。

(3) 醫師認為研究人員所提的數據或是結論並不真實。

(4) 醫師可以接受這樣的研究結果,但是還是有所保留,或還有些困惑。

5. **以你公司的產品與競爭品做比較**

不管是否訴諸言語,醫師常會提出一個問題,

「為什麼我應該用你的產品,而不應該繼續用現在的呢?」

你的回答必須要有技巧;你必須說服醫師,讓他瞭解你公司的產品可以提供更大的好處,但也要留意,不要讓醫師誤會你在暗示他目前用藥的選擇是錯誤的。

其中一種應對的方法是,「可以讓我比較兩種藥物的作用,讓您瞭解它們的差異嗎?」

　　要記得，醫師必然是喜歡他目前處方的產品的某些特點，不然也不會做這樣的選擇。要知道對醫師來說，他最重視的產品利益點是什麼。然後運用臨床的文獻資料，把你公司的產品與競爭品做比較。藉著運用臨床的文獻，你可以回答醫師對於你公司產品的疑問，而且可以援引其他專家的意見，支持與證實你的論點。

　　透過下列銷售以及使用臨床文件資料的複習題（請酌參表五），可以讓你在運用臨床文獻時更得心應手。

表五　銷售以及使用臨床文獻資料的複習題

1. 運用臨床獻資料時，可能可以達成那三種目標呢？

　　_____

　　_____

　　_____

2. 請把下列選項做一配對

　　____　因為時間有限，必須做更佳的計畫　　　A. 完整的簡介說明

　　____　可以運用視聽設備進行簡介　　　　　　B. 簡短的簡介說明

　　____　通常在醫師的診間或是研究室裡進行　　C. 對群體的簡介說明

3. 在藥品行銷的場合運用臨床文獻資料時，應該要避免那四種常見的錯誤呢？

　　_____

　　_____

　　_____

　　_____

4. 在設計開場白時，你的目標是把產品的利益點表現出來，然後再看看它們是否能夠滿足醫師的需求。

____是 ____否

5. 比較你公司的產品與醫師目前正在使用的產品時，你應該馬上把話題的焦點，放在解釋為什麼你公司的產品比較好嗎？

____是 ____否

6. 專科醫師比開業醫師，對研究文獻的技術性部分更有興趣。

____是 ____否

7. 臨床藥師與護理師，對於下列項目，可能都有興趣：

____藥物交互作用

____副作用

____對特殊族群的劑量調整

____儲存條件

____使用禁忌

____與相似藥物的作用比較

解答：

1. 引發大家的興趣或是開啟一個話題。

回答一個問題。

拿你的產品與競爭者的產品做比較。

2. B、C、A。

3. 對文獻資料不熟悉。

   沒有拿好文獻資料。

   沒有在適當的時間裡運用這份資料。

   沒有辦法調整文獻報告運用的方式，來迎合醫師的專業與興趣。

4. 否

5. 否

6. 是

7. 藥物交互作用，

   副作用，

   藥物劑量，

   與相似藥物的比較。

 關鍵要點總結

　　要能靈巧地運用臨床文獻資料，必須要事先計畫研究並思考。這麼做，你可以得到的好處包括：

1. 強化你身為一個專業人士的地位；因為醫療團隊會敬重那些，能真正瞭解文獻資料的 MR。

2. 讓你的簡介說明深入重點。

3. 增加腦力的激盪。

4. 藉著讓醫療團隊更瞭解你公司的產品，你不僅可以讓醫師更常處方，更可以促進產品的銷售量。

第五節　有效運用視覺輔助工具

相對於耳朵而言，眼睛給人們帶來更多完整的知識。我們看到的總要比聽到的還要真實。

— Leonardo da Vinci

顧客能夠記得他所聽到事物的百分之十，他所看到的百分之三十，以及他同時聽到又看到的事物的百分之五十。

— Ed J. Hegarty

因此，在銷售會談時，應該用許多不同的文宣（包括影音資訊）加深印象。

讓你可以在銷售簡介活動中賣得更多

我們相信在銷售簡介的活動中，讓客戶能同時利用眼睛和耳朵接收訊息，可以更有效率；因此，視覺輔助器材常被我們整合為銷售簡介的一部分。以下有些好的想法，可以幫助你以視覺輔助器材加強銷售簡介。

1. 要在你的公事包裡，好好地安排視覺輔助器材擺放的方式，這需要一點練習；而你也許在每次簡介說明活動結束後，都要做些改變。要竭盡所能地把東西都擺得恰到好處，讓你每次想要什麼東西，不會慌亂地翻找。

2. 練習讓你也能像魔術師般的神奇：你不必停止你們的對話，可以邊講話，邊注視醫師，而也同時把手伸進公事包裡，把視覺輔助器材拿出來，這樣才不會因為找東西而打斷你們的談話。

3. 絕對不要慌亂地處理視覺輔助器材。恰當的時機是你魔術的一部分。如果你的視覺輔助器材都在公事包裡，你可以把它放著，再有條不紊地把它拿出來。

4. 如果你的器材有會移動的部分，要確定它們能夠順利的移動。

5. 不要用太舊的器材，尤其是破損的。

6. 要記得始終都要能掌握器材的去向，不要讓醫師把它拿走。如果它是份文獻，或是一份文件，在重要的地方做註記，而讓醫師注意到那些段落。緊握住其中的一角，不要讓醫師有機會把它拿走，而坐下來捧讀整份文章。

7. 如果文宣是在你的文書夾內，你可以練習直接在醫師的桌前，或是直接在你的手裡，就能夠把它攤開。在桌上準備好視覺輔助器材之後，應該要能很容易地就可以看到。高度與角度要正確，這樣子就可以把你的雙手空出來，用來指出重要的地方或翻頁。如果沒有桌子可用，那就以左手握住文宣到使醫師易於閱讀的位置，右手空出來指點重要處，並適時翻頁。要記得你看文宣的方向是顛倒的。因此你必須使用鏡子來練習這種閱讀方式。

8. 如果你只要進行簡介，不再需要視覺輔助器材時，就馬上把它收進來。當你繼續進行下一個主題或要點時，你就可以把它從現場拿走；可以邊翻頁就邊把它悄悄收起。

9. 當醫師對於閱讀這篇文章很有興趣時，不要匆匆帶過整個簡介。要等醫師把注意力移開視覺輔助器材，重新回你身上時再轉變話題。

10. 有些醫師會反對用視覺輔助器材。瞭解他反對的理由，並試著在沒有那些器材輔助的情況下，介紹你的產品。雖然如此，如果有

一樣器材對於介紹說明有關鍵性的幫助，你可以說服醫師通融讓你把東西帶進來。

「王醫師，我知道您不喜歡視覺輔助器材，但是如果您允許我用這一個表格，可以讓您更容易瞭解不同的劑量用法。」

要把醫師對於視覺輔助器材的排斥傾向，記錄在客戶檔案中，以便自我提醒。雖然如此，如果視覺輔助器材的確是傳達訊息最好的方式，就不要完全停止使用它。如果你瞭解這位醫師，就偶而試著問問，看看能不能允許一些例外，讓你能夠使用視覺輔助器材。

不管是什麼樣的視覺輔助器材，大部分的器材都是要設計成簡介用的文書卷夾，或是分開來使用。依醫師的態度，以及對你最有效率的方式，來決定你怎麼運用它們。

隨著科技進步，許多藥廠普遍使用平板電腦當作輔助器材，讓客戶更有新鮮感或更容易記住想傳遞的重點。使用平板電腦當作輔助器材有幾個優點，其中一個優點就是可以記錄停留在每一個訊息的時間（可能可以判斷那裡需要花更多的時間說明或是可能客戶比較有興趣的重點）。但由於說明完後沒有留下紙本等資料，也常常有客戶沒辦法記住較多的訊息，容易忘記。

補註：根據 IRPMA COP，若單獨呈現翻印的科學或醫學文章給醫護人員，因其並非藥廠所製作，故該文章本身不視為行銷用印刷品。但是若與行銷用印刷品一起呈現給醫護人員，則翻印文章便視為行銷用印刷品之一部分。

關鍵要點總結

1. 妥善放置視覺輔助器材。
2. 熟練運用視覺輔助器材。
3. 隨時更新視覺輔助器材。
4. 爭取運用視覺輔助器材。

第六節　醫藥行銷倫理規範

相關醫藥行銷倫理規範如下：

1. IRPMA 市場行銷規範（COP）。
2. 2003 年藥業營運規範（COBO）草案。
3. 公務員廉政倫理規範。
4. 醫師倫理規範。
5. 「醫師與廠商間關係」守則。
6. 吉隆坡原則（The Kuala Lumpur Principles）。

IRPMA 市場行銷規範（COP）

http://www.irpma.org.tw/zh_TW/marketing（下載日期：2023 年 3 月）

2012 年中華民國開發性製藥研究協會（International Research-based Pharmaceutical Manufacturers Association，簡稱 IRPMA）市場行銷規範之訂定，乃以下列指導原則為基準。所有 IRPMA 會員公司及其代理商皆應遵守 IRPMA 市場行銷規範，以確保與所有相關單位的正當互動。

法規

1. 適用範圍與定義

1.1 適用範圍

IRPMA 市場行銷規範涵蓋廠商與醫護人員、醫療院所和病患組織間的互動，以及行銷醫藥產品的行為。各會員公司應當遵守當地法律規定和相關規範。

1.2 定義

IRPMA 規範用語

- 「藥品」係指所有須按處方或由醫護人員指導使用之藥物或生物製劑（無關專利或品牌）、或應用於診斷、治療或預防人體疾病、或能影響人體構造或機能者。
- 「行銷」係指由會員公司執行、舉辦或贊助之直接以醫護人員為對象的藥品行銷活動，包括透過各種溝通方式（含網路）行銷處方或推薦、供應或指示使用某產品。
- 「醫護人員」係指所有醫學、牙醫、藥劑或護理等專業人員，其專業職責包含開立處方、推薦、採購、供應藥品或給藥等項目。
- 「病患組織」基本上係指為病患、病患家屬或照護者表達利益為主要目的之非營利機構。
- 「醫療院所」基本上係指成員包含醫護人員的組織機構，負責提供醫療服務或執行相關研究。
- 「會員公司」指所有 IRPMA 團體會員、個人會員及其代理商、經銷商。
- 「虛擬會議」係指醫護人員以線上方式參加活動，而會員公司並未指定或安排實體會議場地。
- *「虛擬會議」定義於 2022 年 8 月新增：自 2023 年 1 月 1 日生效。*

2. **互動基礎**

2.1 互動基礎

　　會員公司與醫護人員及其他相關單位和人士之關係須以病患福利與促進醫療為基礎。互動關係須著重於提供醫護人員藥物訊息、科學和教育資訊，並支持醫學研究與教育。

2.2 透明的行銷

不論是否具有行銷性質，任何由公司贊助的有關藥品及其用途的資訊，均須明確註明贊助廠商。行銷活動不可矯飾偽裝。

3. **查驗登記前的傳播與標示外用途**

尚未取得該國許可前，任何藥品不得行銷販售及使用。

然而，此條款並不意謂欲限制醫療界及民眾取得科學和醫學發展的資訊，也不欲限制有關醫藥資訊之交流，包括：在學術會議中，對學術雜誌或一般大眾媒體發佈研究結果。

同時，亦非限制對股東揭露產品相關訊息，或依據其他相關法律及規定，在對產品有所疑慮時，必須揭露產品資訊。

4. **行銷訊息的標準**

4.1 產品訊息的一致性

藥品標示、包裝、仿單、資料、行銷文件等，其格式和內容通常受各國的法律規範限制。行銷活動內容應與當地核可之產品訊息一致。開發中國家之醫護人員應能取得在已開發國家中流通之類似資訊，惟產品之行銷須符合當地核准的標示用途。

4.2 正確、不誤導

行銷資訊應該清晰、易懂、正確、平衡、公正、完備，使資訊接受者能獨立判斷該藥品的治療效果。行銷訊息須基於最新的科學實據，並清楚呈現，不得扭曲、誇大、渲染或漏失以誤導讀者。更應避免語意模糊，謹慎使用絕對或概括性的敘述，並須適當舉證。盡量避免使用「安全」、「無副作用」等詞彙；使用時須提出佐證。

4.3 實證

行銷內容應有實據基礎，例如核可之標示或科學證據。對醫護人

員正當提出之要求，會員公司須提供相關證明以回應，並秉持客觀態度，確實提供適當的資料。

5. **行銷用印刷品**

優先遵從當地法規。

5.1 行銷用印刷品

除條文 5.2 所述外，行銷用印刷品必須包含下列資訊：

- 產品名稱（通常為品牌名稱）。
- 主要成分（使用其核准之名稱）。
- 藥廠或其代理廠商之名稱與地址。
- 本行銷用印刷品的製作日期。
- 「處方資訊摘要」須包括核准的適應症、配合的使用劑量和使用方法，以及簡單明確的禁忌、警語和副作用說明。

此規範於 2019 年 5 月修編。

5.2 提醒性行銷用印刷品

提醒性行銷用印刷品指僅包含產品名稱與其適應症治療類別之簡短處方訊息。提醒性行銷用印刷品可免遵守條文 5.1 所述有關「處方資訊摘要」的規定。

此規範於 2019 年 5 月修編。

6. **電子資訊（包括影音資訊）**

印刷品之相關規定亦適用於電子行銷資訊。藥品相關網站尤其應遵守以下規定：

- 藥廠和目標受眾應明確。
- 內容適合目標受眾。
- 呈現方式（內容、連結等）明確且適合目標受眾。

- 資訊需符合當地法律規定。

7. 與醫護人員的互動

7.1 活動與會議

7.1.1 科學及教育目的

由廠商舉辦或贊助之醫護人員研討會、年會及各項行銷、科學或專業會議（統稱「活動」），均須以告知產品訊息、或提供科學、或教育資訊為主要目的。

7.1.2 國外活動

除非基於安全和合理考量，廠商不得主辦或贊助國外活動（包括贊助個人參加國外活動，見條文 7.2）。邀請各國人士參加的國際科學討論會議和專題研討會則不在此限。

7.1.3 活動中之行銷資訊

於國際科學討論會和專題研討會現場發送或於展示攤位提供的產品行銷資訊，可包括尚未於會議所在國登記上市或以不同條件登記的藥品資訊；惟須符合以下規定：

- 應為主辦國法律規定所允許。
- 此會議必須確實為國際科學會議，非主辦國之講者及與會者須佔顯著比率。
- 尚未於主辦國登記上市之藥品行銷資料（不含如條文 7.5.2 所述的行銷贈品），須列出該藥品目前已核准上市的國家，並說明該產品目前在該國仍不可取得。
- 含處方訊息之行銷資料，若與主辦國核准之處方訊息（適應症、警告語等）不一致時，須特別註明此訊息與該國登記條件不同。

- 說明文件須列出該藥品已登記的國家，並指出在主辦國內尚無法取得。

7.1.4 適當的地點

所有的活動均須在適當的地點舉辦，以配合其科學與教育目的。廠商應該避免選擇豪奢或以休閒活動或娛樂設施著稱的場地。

此規範於 2021 年 5 月修編；自 2022 年 1 月 1 日生效。

7.1.5 款待的限制

款待應侷限於附加於活動本身的點心或餐點，並符合下列規定：

- 僅提供與會者本人。
- 款待須為當地可接受的程度。

7.1.6 娛樂

會員公司不得提供或支付其他餘興節目或社交活動來招待醫護人員。

7.1.7 指引

一般而言，醫護人員接受的款待不應超過其願意自費負擔的水平。

7.2 贊助

會員公司可贊助醫護人員參與各項活動，但須遵守下列原則：

- 該活動須符合條文 7.1 之規定。
- 對醫護人員的贊助僅限於與會議舉辦形式、地點及時間具合理且必要關連性之旅費、食宿及註冊報名費用。

此規範於 2022 年 8 月修編；自 2023 年 1 月 1 日生效。

- 不得補償醫護人員因參加會議所費時間的損失。
- 不得以贊助行為交換醫護人員開立處方或推薦、採購、供應藥品、

給藥或行銷藥品的義務。

7.3 同行者

廠商不得支付與受邀醫護人員同行者的任何費用。

7.4 服務費用

醫護人員可受邀提供會議或活動之諮詢顧問服務，例如演講、主持會議、參與醫學／科學研究、臨床試驗、訓練計畫、顧問團會議或市場研究等涉及報酬之服務。這些確實提供的顧問服務或勞務，必須符合下列條件：

- 提供服務之前必須先簽定書面合約，合約中載明提供服務的性質及支付標準。
- 須先確立該項服務需求的合理性，並以書面記錄。
- 顧問的遴選標準必須呼應預先確立的服務需求。顧問必須具備提供該項服務的專業。
- 聘用顧問人數不得多於達成該服務需求所需的合理人數。
- 不得以聘用顧問為誘因，影響開立處方、推薦、採購、供應藥品或給藥等行為。
- 提供服務的報酬應適當反應合理市場價值。

7.5 贈品與其他項目

7.5.1 禁止現金及個人饋贈

不得提供醫護人員金錢，其他金錢形式的贈品（如：禮券）或與醫護人員之專業無關，且屬於醫護人員個人利益的私人服務，亦不得餽贈醫護人員個人用品（如運動比賽或表演門票、電子產品等）。

7.5.2 禁止行銷贈品

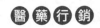

不得提供醫護人員行銷贈品。

*　此規範自 2018 年 5 月 16 日起生效。*

7.5.3 醫療用品

在不違反當地法規的情形下，廠商可提供能提升醫療服務或對病患有益的低價醫療用品，惟該用品不得用以補貼例常營運費用。醫療用品不能加印產品名稱（包含商品以及學名），但可以加印公司名稱。

8. 樣品

8.1 樣品

在符合當地法規情形下，廠商可免費提供藥品樣品給具有該藥品處方權的醫護人員，以增進病患照護。提供之藥品必須明確標示為樣品，以杜絕轉售或移作他用。

8.2 監控與責任

廠商須有適當的樣品監控系統。廠商不得收集臨床資訊，亦不應提供醫護人員任何酬勞。

*　此規範於 2019 年 9 月修編。*

9. 臨床研究與透明性

9.1 透明性

會員公司須致力提升贊助的臨床試驗之透明性。一般公認，增進醫護人員、病患或相關人士對臨床試驗資訊之取得，將有利於公共衛生的提升。然而公布資訊須顧及個人隱私、智慧財產及合約，並符合法律規範及國家現行的專利法規。公布臨床試驗時，會員公司應遵循由 IFPMA、EFPIA、JPMA 和 PhRMA 共同簽定之「透過臨床試驗登記資料庫公布臨床試驗資訊之聯合聲明（2009）」和「於科學文獻刊載

臨床試驗結果之聯合聲明（2010）」相關規定。

9.2 與行銷活動之差異

　　所有人體臨床試驗皆須有合法的科學目的。不得藉人體研究之名行產品行銷之實。人體研究包括臨床試驗和觀察性研究。

10. 支持繼續醫學教育（CME）

　　CME 可確保醫護專業人員可獲得治療領域和相關技術的最新、最正確的資訊和觀念，以促進病患照護及提升醫療系統。教育會議必須以增進醫學知識為主要目的。據此，會員公司提供之財務贊助方為適當。

　　由會員公司提供的 CME 活動和計畫，內容須公正、平衡與客觀。活動設計必須容許各方表達不同理論與論點。活動內容必須涵蓋促進病患照護的醫學、科學或其他資訊。

　　會員公司應適當遵循 IRPMA 市場行銷規範第七條條文規定。

11. 與病患組織之互動

11.1 範圍

　　製藥業與病患組織間存在許多共同利益。與病患組織的任何互動皆須符合倫理規範，且須尊重病患組織的獨立性。

11.2 參與宣告

　　與病患組織合作時，會員公司須在合作開始之時便明確宣告其參與之事實與性質。會員公司不得要求成為病患組織或其下計畫之唯一出資人。

11.3 書面文件

　　會員公司對病患組織提供財務贊助或實質捐助時，須有書面文件說明贊助之性質，包括所有活動的目的與資金來源。

11.4 活動

除協助病患組織達成其成立的使命之外，會員公司亦得協助病患組織舉行會議，惟會議本質須為專業性、教育性和科學性。協助病患組織舉行會議時，會員公司須選擇適當的會議場所及地點以有助於資訊溝通。此外，會員公司提供之餐飲或點心須以當地水準來判斷為適當。

12. **會員公司的作業程序和責任**

12.1 程序

會員公司應建立並維持適當的作業程序，以確保落實執行此規範及相關法規，並對所有行銷活動和資訊就其合規性進行審核及監控所有行銷活動和資訊。

12.2 訓練

會員公司須提供員工與其角色相關的訓練。

12.3 行銷溝通的核准權責

會員公司須指派具科學或專業背景的員工負責審核所有行銷溝通；會員公司亦可指派公司資深員工負責，但必須有具科學背景的適當人士提供科學意見。

13. **申訴及執行**

13.1 申訴

若有違反 IRPMA 市場行銷規範之情事，歡迎各界提出申訴。

13.2 確保本規範實施的措施

IRPMA 鼓勵會員公司採取適當措施，以落實此規範。

檔案下載

1. IRPMA 市場行銷規範（2022 年 9 月中文版）。

2. IRPMA 市場行銷規範（2022 年 9 月英文版）。

補註：如果原開發藥廠是 IFPMA（International Federation of Pharmaceutical

Manufacturers and Associations）會員，在臺子公司即使不是 IRPMA 會員，也必須遵守 IFPMA 的 COP。

https://ifpma.org/publications/ifpma-code-of-practice-2019/

2003 年藥業營運規範（COBO）草案

【藥業營運規範】

COBO（Code of Business Operation for the Pharmaceutical Industries in Taiwan）

1. **緣由**

    衛生署藥政處（現為衛生福利部食品藥物管理署）於 2003 年 3 月 14 日召集藥業公協會代表開會，研商「藥業行銷自律規範」，決議由 TPMMA 為本計畫案之 Coordinator，再由各公協會組成 Task Force 研擬「藥業行銷規範」，最終於 2003 年 11 月 13 日 COBO task force 向藥政處做結案報告。

    惟最終主管機關未公告此草案，但仍值得提供藥業遵循參考。

2. **藥業營運規範（COBO）參與機構及公協會**

- 中華民國開發性製藥研究協會（IRPMA）。
- 中華民國西藥代理商業同業公會（CAPA）。
- 台北市西藥代理商業同業公會（TPADA）。
- 中華民國西藥商業同業公會全聯會（NPCA）。
- 中華民國藥品行銷暨管理協會（TPMMA）。
- 衛生署藥政處（DOH/BoPA）。

3. **藥業營運規範（COBO）設立目的**

- 為保障民眾的健康與福祉，舉凡有關藥品之查驗登記、製造、進口及行銷等行為，悉應符合藥政法規及其他相關法律之規範。

- 本「藥業營運規範」乃是全體藥業界體認對全體民眾權益而訂定之自律規範，因此凡從事所有醫藥產品之製造、進口、代理、經銷及相關之物流業者所屬公協會之會員均須一律遵守本規範。

4. **藥業營運規範（COBO）涵蓋範圍**

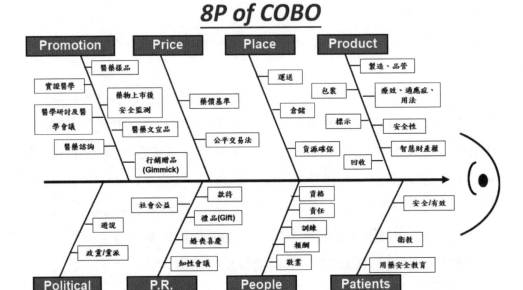

5. **藥業營運規範（COBO）準則條文**

第一章　總則

本準則之定義如下：

第一條

- 行銷：引導藥品流通之活動。

第二條

- 促銷：以廣告、展示、折扣及特殊優惠等方式，促使相對人購買

之行為。

第三條

- 公關：建立及促進與相對人關係而進行之宣傳活動。

第四條

- 贈品：係贈予醫療人員，不影響醫療行為之低價位物品。

第二章　藥品促銷

第五條

- 藥品促銷應將適應症、禁忌症、耐受力及副作用依據最新之明確科學證據為之。引用醫藥文獻或專家意見、言論，應維持原義，不得任意更改、誤引或曲解。涉有智慧財產權之事項者，應注意其保護。

- 促銷品及促銷行為必須維持高道德倫理標準，準確、公正、客觀並符合法規。

第六條

- 與藥品相關之醫學專題研討會、學術討論會及其他相關之學術活動，應以醫療新知及經驗交流為主題，會議安排應以學術討論為主。

- 藥業贊助專題研討會、學術討論會或其他醫療學術演講會，應遵循以下原則：

  一、應於事前或會中清楚陳述贊助公司或協會名稱。

  二、會議相關之印刷品、視聽、或電腦化資料應正確反映演講及討論內容。

  三、社交活動、其他款待及提供與會人員之禮物等非會議主要目的事項，不得超過社會客觀之適當程度。

四、不得以贊助醫事人員參加會議為條件，換取使用或促銷任何藥品之義務。

五、學術會議有醫學會或其他專業機構提供繼續教育學分制度，鼓勵研究人員或醫事人員參與，應由提供學分之單位負責會議內容，並公開藥業之贊助情形。

六、給付會議演講者之演講酬勞及交通、住宿費用等應適當，不得給付受邀醫事人員及專家同行眷屬親友之旅費支出。

第七條

- 藥業舉辦醫藥諮詢協助民眾健康或疾病認識活動，應提供充分且正確之資訊，滿足社會大眾對疾病之認知與需求，加強對疾病本身、臨床症狀、疾病預防，以及現行治療方法等之瞭解。

- 前項活動之資訊應正確，並與醫事人員充分配合。

第八條

- 藥品之宣傳資料，應依主管機關核准之仿單，正確顯示下列內容：

  一、主要成分，使用經核准的成分名及商品名。

  二、適應症、劑量及使用方法。

  三、副作用、警語及禁忌。

  四、印刷及製作日期。

- 前項宣傳品主題內容，應本於實證醫學，闡明資料來源、忠於原義及列舉參考索引，並依法向衛生主管機關申請廣告核准。

第九條

- 藥業行銷得免費提供低價位贈品予醫療人員，但不得影響醫療行為。贈品應以本地習俗為準，符合藥業界形象，並刊載藥業或產品名稱。

- 前項行銷推廣贈品之價格,不得超過新台幣七百元。

第十條

- 藥業提供藥品樣品予醫療專業人員以獲取臨床使用經驗,應依《藥物樣品贈品管理辦法》之規定。

第十一條

- 藥品上市後之市場調查與監視研究,應基於科學及學術臨床研究,不得做為產品行銷或影響處方者之處方行為。

第十二條

- 藥業不得以藥品廣告,或其他使公眾得知之方法,對於藥物之價格、數量、品質、內容、製造方法、保存期限、主要成分、使用方法、用量、廠商名稱及地址、主治效能、性能或適應症、副作用等,為虛偽不實或引人錯誤之表示或表徵。

- 藥業對於載有虛偽不實或引人錯誤表示之藥品廣告產品,不得為販賣、運送、輸出或輸入。

第十三條

- 藥業聘請藥事人員代言,不得為虛偽不實或引人錯誤表示之行為。

第十四條

- 藥業辦理或贊助專題研討會、學術討論會及其他相關活動,演講者之酬勞每小時不得超過新臺幣一萬元。但舉辦國際會議之演講者,得依國際慣例支付。

- 前項會議之主持人或主席之酬勞,每場會議不得超過新臺幣一萬元。參與討論之成員每場會議不得超過新臺幣一萬元。

第十五條

- 藥業贊助國內及國際性之醫藥學會議、學術討論會及其他相關活

動，給付旅費應限受邀者本人，不得包括其眷屬或親友。

- 前項給付機票之等級，不得高於商務艙等。
- 相關會議之附加社交活動時間，不得超過全程活動時間之三分之一。

第十六條

- 藥業得安排以學習為目的之知性會議，應安排專業之適當講師，且休閒時間不得超過上課／開會時間，課程與非課程時間應有適當比例。

第三章　公關

第十七條

- 藥業進行公關活動，不得影響醫療行為。

第十八條

- 藥業款待顧客，不得提供不當之財務及利益，並不得至不正當場所進行款待。

第十九條

- 藥業對顧客之婚喪喜慶事宜，應以心意之表達為主，禮金應依一般社會習俗為準。

第二十條

- 藥業應從事社會公益與慈善活動，投入關注與資源，辦理有關健康、文化、環保、弱勢族群保護等相關之議題。

第二十一條

- 藥業行銷得提供禮品，應以本地習俗為準，符合藥業界形象，並刊載藥業或產品名稱。

第二十二條

- 藥業因行銷所須致贈之禮品，每人每次不得超過價金新臺幣二千元。與醫事人員之社交活動，不得超過每人每次新臺幣五千元。婚喪喜慶致送禮金之金額每次不得超過新臺幣三千六百元。

第二十三條

- 藥業之捐款，不得匯入個人帳戶，且任何捐款不得與醫院之藥品採購或開立處方相關。

第二十四條

- 藥業招待以觀賞電影表演、泡湯或純粹本地或國外之旅遊等娛樂活動，不得以包場方式進行。

第四章　產品真實

第二十五條

- 藥業不得有製造、販售或其他侵害智慧財產權之違法情事。

第二十六條

- 藥業應依主管機關核准之療效、適應症及用法宣達產品資訊，不得任意刪改。

第二十七條

- 藥品涉及商標、專利等智慧財產權或其他藥品許可證事項之爭議者，藥業應先取得經濟部智慧財產局或法院訴訟之最終結果，交由衛生主管機關署依法進行行政作業。

第五章　通路

第二十八條

- 藥業對送貨、調貨及退貨等藥品運送之保護設施或材料，應符合安全、環保、保溫、防熱、防水、防潮及必要之空調設備，並符

合優良供應規範之要求。

第二十九條

- 藥品儲存處所應具備保溫、防熱、防水、防潮、防紫外線及空調設備，並應符合先進先出之管理。

第三十條

- 藥業應訂定安全庫存量，以確保貨源供應無虞。

第三十一條

- 藥業不得銷售偽藥、劣藥、禁藥及來路不明之藥品及原料，對管制及毒劇藥品之管理及供應均應遵照相關管理之規定。

第六章　政治運作

第三十二條

- 藥業為保護合法權益，得進行遊說，但以透過適當之陳情、公聽會或藉由公關公司等方式進行之。

第三十三條

- 藥業應避免介入政治之惡性運作。

第七章　行銷人員

第三十四條

- 藥業應遵循法規及配合政策，參加醫藥行銷人員相關之持續教育，以學習建立正確之行銷態度及行為。

第三十五條

- 藥業應以正確負責之態度傳遞藥品資訊，市場反應之相關資訊應即時反應，並導正行銷人員之不當行為或傳遞不當資訊之違規行為。

第三十六條

- 藥業所聘之行銷人員，應接受充分必要之專業醫藥知識基礎訓練及持續教育，以便向醫事人員正確解說。

第三十七條

- 藥業應合理給付所聘行銷人員之薪資，其獎勵制度應不得影響醫師開立處方之專業行為。

第三十八條

- 藥業所聘之行銷人員應具備專業素養，與政府官員、醫事人員及民眾溝通時，應完全公正。

第八章　病患對待

第三十九條

- 為維護民眾健康，藥業所提供之產品資訊應安全有效，並符合衛生主管機關相關規定。

第四十條

- 藥業應配合主管機關之用藥安全宣導，並投入用藥安全教育活動，提供教育性之資訊，供病患或消費者參考，以增進其用藥安全。

第四十一條

- 藥業應與醫療專業人員合作，對病患或消費者進行衛生教育工作以維護其健康。

第九章　價格

第四十二條

- 藥品交易應依《公平交易法》之規定，不得壟斷市場或惡性競爭。健保藥品價格，應以中央健康保險局頒布之藥價基準為參考價格，非健保藥品之價格應由市場機制決定。

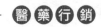

公務員廉政倫理規範（民國 99 年 7 月 30 日修正）

往來的醫療專業人員若具公務員資格，請參酌此倫理規範。

一、行政院（以下簡稱本院）為使所屬公務員執行職務，廉潔自持、公正無私及依法行政，並提升政府之清廉形象，特訂定本規範。

二、本規範用詞，定義如下：

（一）公務員：指適用《公務員服務法》之人員。

（二）與其職務有利害關係：指個人、法人、團體或其他單位與本機關（構）或其所屬機關（構）間，具有下列情形之一者：

1. 業務往來、指揮監督或費用補（獎）助等關係。

2. 正在尋求、進行或已訂立承攬、買賣或其他契約關係。

3. 其他因本機關（構）業務之決定、執行或不執行，將遭受有利或不利之影響。

（三）正常社交禮俗標準：指一般人社交往來，市價不超過新臺幣三千元者。但同一年度來自同一來源受贈財物以新臺幣一萬元為限。

（四）公務禮儀：指基於公務需要，在國內（外）訪問、接待外賓、推動業務及溝通協調時，依禮貌、慣例或習俗所為之活動。

（五）請託關說：指其內容涉及本機關（構）或所屬機關（構）業務具體事項之決定、執行或不執行，且因該事項之決定、執行或不執行致有違法或不當而影響特定權利義務之虞。

三、公務員應依法公正執行職務，以公共利益為依歸，不得假借職務上之權力、方法、機會圖本人或第三人不正之利益。

四、公務員不得要求、期約或收受與其職務有利害關係者餽贈財物。

但有下列情形之一，且係偶發而無影響特定權利義務之虞時，得受贈之：

（一）屬公務禮儀。

（二）長官之獎勵、救助或慰問。

（三）受贈之財物市價在新臺幣五百元以下；或對本機關（構）內多數人為餽贈，其市價總額在新臺幣一千元以下。

（四）因訂婚、結婚、生育、喬遷、就職、陞遷異動、退休、辭職、離職及本人、配偶或直系親屬之傷病、死亡受贈之財物，其市價不超過正常社交禮俗標準。

五、公務員遇有受贈財物情事，應依下列程序處理：

（一）與其職務有利害關係者所為之餽贈，除前點但書規定之情形外，應予拒絕或退還，並簽報其長官及知會政風機構；無法退還時，應於受贈之日起三日內，交政風機構處理。

（二）除親屬或經常交往朋友外，與其無職務上利害關係者所為之餽贈，市價超過正常社交禮俗標準時，應於受贈之日起三日內，簽報其長官，必要時並知會政風機構。

各機關（構）之政風機構應視受贈財物之性質及價值，提出付費收受、歸公、轉贈慈善機構或其他適當建議，簽報機關首長核定後執行。

六、下列情形推定為公務員之受贈財物：

（一）以公務員配偶、直系血親、同財共居家屬之名義收受者。

（二）藉由第三人收受後轉交公務員本人或前款之人者。

七、公務員不得參加與其職務有利害關係者之飲宴應酬。但有下列情形之一者，不在此限：

（一）因公務禮儀確有必要參加。

（二）因民俗節慶公開舉辦之活動且邀請一般人參加。

（三）屬長官對屬員之獎勵、慰勞。

（四）因訂婚、結婚、生育、喬遷、就職、陞遷異動、退休、辭職、
　　　離職等所舉辦之活動，而未超過正常社交禮俗標準。

　　公務員受邀之飲宴應酬，雖與其無職務上利害關係，而與其身分、
職務顯不相宜者，仍應避免。

八、公務員除因公務需要經報請長官同意，或有其他正當理由者外，
　　不得涉足不妥當之場所。

　　公務員不得與其職務有利害關係之相關人員為不當接觸。

九、公務員於視察、調查、出差或參加會議等活動時，不得在茶點及
　　執行公務確有必要之簡便食宿、交通以外接受相關機關（構）飲
　　宴或其他應酬活動。

十、公務員遇有第七點第一項第一款或第二款情形，應簽報長官核准
　　並知會政風機構後始得參加。

十一、公務員遇有請託關說時，應於三日內簽報其長官並知會政風機
　　　構。

十二、各機關（構）之政風機構受理受贈財物、飲宴應酬、請託關說
　　　或其他涉及廉政倫理事件之知會或通知後，應即登錄建檔。

十三、公務員除依法令規定外，不得兼任其他公職或業務。

十四、公務員出席演講、座談、研習及評審（選）等活動，支領鐘點
　　　費每小時不得超過新臺幣五千元。

　　　公務員參加前項活動，另有支領稿費者，每千字不得超過新臺
　　　幣二千元。

公務員參加第一項活動，如屬與其職務有利害關係者籌辦或邀請，應先簽報其長官核准及知會政風機構登錄後始得前往。

十五、本規範所定應知會政風機構並簽報其長官之規定，於機關（構）首長，應逕行通知政風機構。

十六、公務員應儘量避免金錢借貸、邀集或參與合會、擔任財物或身分之保證人。如確有必要者，應知會政風機構。

機關（構）首長及單位主管應加強對屬員之品德操守考核，發現有財務異常、生活違常者，應立即反應及處理。

十七、各機關（構）之政風機構應指派專人，負責本規範之解釋、個案說明及提供其他廉政倫理諮詢服務。受理諮詢業務，如有疑義得送請上一級政風機構處理。

前項所稱上一級政風機構，指受理諮詢機關（構）直屬之上一級機關政風機構，其無上級機關者，由該機關（構）執行本規範所規定上級機關之職權。

前項所稱無上級機關者，指本院所屬各一級機關。

十八、本規範所定應由政風機構處理之事項，於未設政風機構者，由兼辦政風業務人員或其首長指定之人員處理。

十九、公務員違反本規範經查證屬實者，依相關規定懲處；其涉及刑事責任者，移送司法機關辦理。

二十、各機關（構）得視需要，對本規範所定之各項標準及其他廉政倫理事項，訂定更嚴格之規範。

二十一、本院以外其他中央及地方機關（構），得準用本規範之規定。

醫師倫理規範

民國 102 年 5 月 26 日醫師公會全聯會第 10 屆第 1 次會員代表大會修正通過。請參照以下連結：https://www.tma.tw/ethical/files_pdf/ 第 10 屆第 1 次會員大表大會決議修正通過醫師倫理規範 .pdf

「醫師與廠商間關係」守則

衛生署（衛生福利部前身）於民國 95 年 9 月 8 日公告「醫師與廠商間關係守則」。請參照以下連結：https://www.tma.tw/meeting/meeting_info.asp?/2120.html

一、序言

醫師因診療病人，需使用廠商研製之醫藥產品；而廠商對於醫學研究、會議、教育之支持，有助於醫學之進步。但，醫師於照護病人及廠商行銷產品之間，可能面對利益衝突，爰有規範其分際之必要。

本守則係基於「公開」、「避免利益衝突」及「依據病人最佳利益執行臨床判斷之自主性」等原則訂定，個別醫療機構得基於管理必要，增列細部規範；醫師依法具有其他身分者，並應遵守相關法令之規定。

二、醫師參加廠商主辦或贊助之醫學會議，應遵守下列事項：

（一）會議應以提升醫療品質、促進病人權益及專業資訊之交流為其主要目的，其學術討論時間應達總時間三分之二以上。

（二）醫師接受贊助，以本人之註冊費、旅費及膳食費為限。但擔任演講人或主持人時，得收受適當之演講費或主持費。

（三）會議主辦單位應公開贊助廠商名稱，主辦單位、演講者、主持

人與贊助廠商間之關係，應主動告知與會者。

（四）醫師於會議中發表之資料應符合科學實證原則，不受贊助廠商之影響，並應平衡論述替代診療方式。

（五）主辦單位或醫師應拒絕廠商對會議內容、發表方式、講員之選定等，為不當之干預。

三、醫師接受廠商餽贈，應遵守下列事項：

（一）不得違反法律或全國性醫學會、公會之政策。

（二）符合當地慣例且非昂貴之禮物。

（三）不可收受金錢或等同現金之禮券或有價證券。

（四）不得因餽贈而約定或暗示「將」使用特定醫藥產品或轉介病人至特定處所。

四、醫師或醫療機構執行廠商贊助之研究，應遵守下列事項：

（一）研究及成果發表，應符合法律、倫理及《赫爾辛基宣言》之規範，並嚴守臨床專業判斷。

（二）主持研究之報酬，應以其所投注研究之時間與心力，不以研究之結論衡酌。

（三）研究成果發表時，應一併公布直接或間接贊助者的名稱。

（四）從事研究前，應與廠商充分溝通；廠商不得限制研究成果之發表。

五、醫師擔任廠商顧問或為廠商提供諮詢時，應遵守下列事項：

（一）任何專業判斷，不得因擔任廠商顧問或為廠商提供諮詢而受到影響。

（二）對病人之義務，不得因擔任廠商顧問或為廠商提供諮詢而有所怠忽。

（三）演講、發表文章或報告時，應公開與廠商之從屬或其他關係。

吉隆坡原則（The Kuala Lumpur Principles）

《吉隆坡原則》醫療器械行業道德守則

The Kuala Lumpur Principles Medical Device Sector Codes of Ethics

請參照以下連結：https://www.ic.gc.ca/eic/site/csr-rse.nsf/eng/rs00596.html

 關鍵要點總結

MR 行事準則宜遵照上述各種法規（尤其第一 / 第二 / 第五原則）。

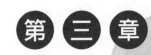

第 三 章
更深入的銷售技巧

現在你已經熟悉銷售表達方式應包含那些東西，以及你可以運用的工具，那麼接下來就是該展現銷售技巧的時候了。

不管是在和櫃檯的護理師人員或接待人員交涉，或是在瞭解醫師一些沒有明講的想法，甚至是在說服別人的反對意見時，你將有機會在這些不同的銷售場合，慢慢地建立起你的自信。

你必須在各種時機磨練你的技巧，而且這許許多多的技巧，都必須隨時隨地可以上手。

接下來的這些小祕訣和基本原則，將可以幫助你發展或是增進一些有價值的銷售技巧。

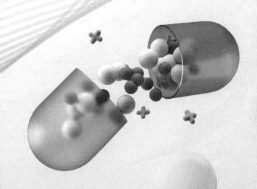

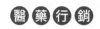

 導讀

　　傳統銷售技巧概念是以病患（Patients）為中心的需求發展出詢問（Probing）、傾聽（Listening）、說服（Supporting）及處理異議（Obstacle Handling）等專業溝通技巧。新的銷售技巧概念是以醫師／醫療團隊觀點（Doctor's Perspectives）為中心的需求發展出病患（Patients）、藥品（Drug ／ Therapies）、醫藥行銷師（Medical Representatives）、學術支援（Resources）等協同合作關係模式。新的思維強調好的一對一互動、銷售過程中加強瞭解客戶及宣導過程中加強銷售技巧。

　　本章從醫師的辦公室（診所）開始導入業務，學習扮演好你自己真正身為一個 MR 的角色，包括設定拜訪目的、如何做好初次拜訪在客戶心中留下深刻印象？接著就是學習傾聽能力，傾聽目的是瞭解客戶需求以便處理客戶對於你的產品的反對意見。如何自我訓練傾聽能力？強調如何運用闡述技巧及摘要技巧來釐清醫師可能提出的重點以達到積極傾聽效果。一個好的 MR 應該問那種問題呢？開放式或是封閉式？詢問準則如何？MR 並不是在告訴醫師該做些什麼，他們是在協助醫師們盡可能地做出明智的抉擇。反對意見分為三種：懷疑、誤解，或者是利益衝突。如何處理反對意見？把反對的意見轉換成詢問，再好好回應。身為一位優秀的 MR，我們常常發現有許多時候，自己都要能夠適應許多不同的場合。每次的銷售拜訪活動應該要有彈性。每一次的推廣拜訪，都需要我們仔細評估實際的狀況，並且根據醫師的人格特質及需要，迅速地調整這一次拜訪的主題。這種可塑性及彈性，對於成功的行銷活動，是很重要的。最後的章節就是學習如何把產品推廣給幾乎不可能接受的醫師。總而言之，一個 MR 要能徹徹底

底的瞭解你的產品（Products）及其他藥品選擇（Therapies）、病患（Patients），並且要知道有那些文獻來源（Resources）可以做為你的佐證，才有完成推銷，達成銷售的機會。

第一節　從醫師的辦公室（診所）開展業務

在拜訪時，如何和在辦公室（診所）裡的護理師、接待人員，或是醫師祕書助理接洽溝通是非常重要的。在候診室裡工作的人，通常是能夠幫助你見到醫師的守門員。

接待人員也可能會給你一些很重要的資訊，決定你這次拜訪能否成功。例如醫師的處方習慣，或是人格特質的小道消息。如果他認為你跟他是一夥的，而不是一個徒增困擾或是根本無關緊要的人，那麼他也可能會提供一些資訊給你，讓你知道如何與醫師應對。

拜訪目的準則

1. 醫師目前對於你公司的產品或服務的看法、需求或觀念。
2. 你希望醫師於討論過程中，著重於醫師感興趣的主題或需求。
3. 你會達到所需結果而採取的特定措施。

開場白準則

1. 著重於醫師感興趣的主題或需求，即很有可能引起醫師的興趣。
2. 著重於醫師看診的目標患者類型，讓醫師更有興趣聆聽你的開場白。
3. 不使用產品名稱，以防醫師對該產品有既定印象。
4. 不比較產品，以免冒犯醫師的既有處方。

初次拜訪

不管你第一次拜訪的是那一個辦公室（診所），記得要問出負責安排醫師拜會行程的護理人員或是接待人員是誰？要記得把你的商務名片遞給接待人員，並且向他要求要跟醫師見個面。在醫師的資料檔案記錄這位接待人員的名字，以及對他的簡短描述，這樣子在你下一次拜訪時，才不會認錯人。每次你與這位接待人員交談時，以他的名號稱呼他是很重要的。

記得要一直採取積極的角色，而且要問一些沒有辦法單單以「不」字就可以打發的問題。

例如：

1. 不要問他（醫師）是否能夠與你會面，而且
2. 不要只是把你的名片給他，然後說「我想見見陳醫師。」就坐下來休息。

要試著得到更明確的會面承諾，這樣你才能夠決定是要留下來等，還是先暫時離開，待會兒再回來。通常要決定怎麼做是很困難的；不過要記得，等待通常還是值得的。（除非在那裡空等，會讓你失去與更大的處方者見面的機會。但是有誰知道在這種進退兩難的情況中，怎麼樣才是最好的解決方法呢？）如果你預約了稍後與醫師的會面，要信守時間。

接下來要做什麼

即使是你在那一天已經拜訪了五次，記得還是要把你的商務名片，

遞給醫師的接待人員。當他慢慢累積這些名片（即使是在腦海中），他將會逐漸意識到你的存在，以及你想要見醫師的強烈慾望。

你一旦被注意到，事情通常會比較依著你的預期發展，而接待人員可能會在安排你與醫師會面的這件事上，多幫上一點忙。

有時候你可能會遇到一些宣稱「除了不能開處方，可以做任何事」的護理師或接待人員。遇到這種情形，可以按照下面的方式處理

護理師：「巫醫師現在沒有辦法見你，可是你可以把事情跟我說，我會完整地幫你轉達。」

MR：「謝謝您，可是很抱歉，這次我還非常渴望想要知道醫師對於我們產品的一些看法。如果他現在太忙，您覺得我什麼時候再回來拜訪比較方便？」

在候診室裡，如果有其他藥商的 MR，也許先暫時離開，而在當天晚一點再回到辦公室或診所，會比較值得。跟著其他藥商 MR 的步調走，的確會造成比較難以處理的情形。醫師的注意力可能會被分散，而且醫師如果正在想著他的病人，以及在你之前的其他藥商的 MR 時，你想要傳達的訊息可能會比較不被重視。

如果醫師因為之前的約會行程而遲到了，你也許必須先坐下來等一會兒。即使是如此，在候診室裡也不要太鬆懈。醫師或護理師可能會注意到你正在專心地閱讀雜誌文章，而決定不要為了預定的會面而打擾你。你要利用時間複習這次拜訪的目的，而且應該要把你之前對於這位醫師，以及他的一些醫療行為的習慣做整理。檢查整理你所帶的東西，確定都可以很容易地被找出來。讓你自己看起來就像隨時準備好要接洽業務的樣子。

在你出門離開辦公室（診所）的時候，要記得謝謝那一位接待人員。如果他們不在座位上，那就在商務名片上寫下「謝謝您」，並留在座位上給他們。這樣做也許在你下一次拜訪時，會有一些奇妙的功效。

 關鍵要點總結

1. 在醫師辦公室（診所）裡，接待人員或是祕書助理可能是最為關鍵的人物，記得要尊敬並有禮地對待他們。
2. 善用你等待的時間。在任何時候都要做好隨時接洽業務的準備。
3. 如果其他藥商的 MR 已經在等著跟醫師會面時，不要跟著他後面等。你可以晚一點再回來，或者是先預約下次，安排更明確的會面時間。
4. 謝謝接待人員的協助。

第二節　培養傾聽的能力

傾聽，在業務拜訪中，包括下列三個重要的步驟：

1. 傾聽醫師說了什麼，以及沒有說什麼。
2. 探詢醫師以確定你清楚瞭解他的需求。
3. 要能處理醫師對於你公司的產品的反對意見。

傾聽是一種必須培養的技巧。你是否有過你認為已經說得很明白，但是聽者卻會錯意的情況呢？為什麼會發生這種情形呢？因為你與聽眾們有著不同的知識背景，並且是從不同的思考架構來解決這個主題。

這一類的問題永遠不可能被徹底解決。但是身為 MR 必須有盡一切努力減輕及避免這種溝通不一致情況的責任。

傾聽的自我訓練

為了讓你和醫師都能夠清楚地瞭解，你所代表的看法觀點以及需要。每次都把事情做個澄清是很重要的。當你在傾聽醫師說話時，牢記下列的建議將會很有幫助：

1. 把在先前的會面中，醫師曾經說過的話，與現在醫師的意見做連結比較。這些意見是不是和你所認識的醫師一致呢？如果答案是肯定的，那麼要如何應對就應該已經很清楚了。過去洽談成功或失敗的理由各是什麼呢？要嘗試使用新的方法。

2. 如果醫師現在的看法和先前的意見不一致，那就要試著找出這種不一致情況的原因。醫師是不是正急著做什麼？他看起來是不是不太高興？有沒有可能是別的競爭者給了這位醫師錯誤的訊息？

是不是有一些謠言讓醫師有這種感覺呢？

3. 在你的腦海中，將醫師所說的做個簡單的總結。你是否已經有了一個完整的概念？要能更清楚的瞭解，你是否遺漏了某些關鍵的事實？

4. 不要打岔！把醫師講的話從頭到尾聽清楚。因為他對於這件事發表更多的意見，你就能得到一個更完整的概念，而不會誤解事情的真相。這是一個與醫師建立良好互動關係的好方法。交談是一種表達情緒以及紓解緊張的方式。醫師需要這一類的壓力調節，因為他們沒有辦法很容易地把怒氣直接發在病人身上。而且他們也比較喜歡有一個紓發的管道。

5. 不要匆匆下定論，而應盡可能地瞭解真實的真相。例如，當一位醫師說「我一直都在試用 X 品牌」，不要誤以為他已經完全改用這一個品牌，而你就非得要馬上反駁，痛貶 X 品牌不可。

6. 醫師可能真的只是在做他所說的，單單只是試用而已。醫師也有可能不喜歡這個品牌。你必須知道真實的真相，所以要繼續傾聽。

一廂情願的認知

另外，匆匆就下結論可能犯的錯誤是一廂情願的認知。人們通常只會聽到他們想要聽的話。可是這一類常犯的錯誤將會在銷售的場合中，造成很嚴重的問題。

例如，透過這種一廂情願的認知，你可能把醫師說過的，「我一直都在試用 X 品牌」，把它解讀為他可能只是用過這種品牌一或兩次。你知道你的產品比較好，而且很確信醫師之前試用其他產品的效果，

絕對比不上你的。你可能會忽略醫師提到 X 品牌的這個事實。如果你常有這種誤解，X 品牌的銷售量將大好，可是，你的不會。

注意傾聽醫師所沒有講的事

要試著瞭解醫師沒有講什麼，也是很重要的。醫師視線移動的方式，可以告訴你他對於特定的治療方式，或者是其他競爭品的感覺。你也許會對於那些宣稱「藉由學習肢體運動的語言，來改善你社交生活」的書，嗤之以鼻。可是有一種方式，的確可以讓你透過肢體語言，以瞭解一個人的想法，那就是眼神。

注視著眼睛

就如同「眼睛會說話」這句俗語所說的一樣，只要觀察對方視線的動向，有時就能知道他在想什麼。在 NLP 理論中，將觀察視線的動向稱為「視線解析」（Eye Accessing Cue，又稱「視線解讀線索」）。當你能瞭解客戶的想法，你將會知道應該要如何改變，才能使表達方式更有效果。

視覺模式

當與醫師或藥師交談時。要注意視線的移動。視線的移動方式有四個基本方向。

1. 向上而偏左：回溯影像。
2. 向上而偏右：創造影像。
3. 水平地掃視或向下偏左：回想已知的聲音。

4. 向下而偏右：創造未知的聲音。

當一位聽眾的視線向上移動，代表他正在腦海中構思目前所討論到的事情的影像。如果視線向上而偏左移動，那麼醫師正是在從記憶中回想一些圖片影像。也許是你上一次拜訪時所留下的宣傳小冊，或者是他最近才看到的廣告宣傳。醫師對於你所提到的事，會有一個清楚的概念，而在接下來的討論中，會把注意力放在上面。

如果醫師的視線向上及向右移動，那就代表他正在想像一些從來都沒有看過的情境圖像。醫師可能正在想像他的病人，對於這項新的治療會有什麼樣的反應，或者是想像當病人看到這麼大的一顆藥時，他們的臉上表情。

視線向上移動所代表的關鍵意義就是，醫師正處於視覺模式。他的思緒就像是幻燈片在投影一樣，把一幕幕的想像或記憶播放出來。這時，你可以運用視覺化的文字，讓你的簡介說明表達的更有說服力。

假設你正在向一位新的醫師介紹 Productyn，而他的視線正從你的身上飄開，飄往天花板而且向右偏。這暗示他正在從腦海中構思一些圖像，而不是從記憶裡回想。如果你用圖片、很具體的文字，而不用必須靠回憶來想像的文字來介紹，將更有效果。例如：

「醫師，我想您可以看看我們的一些新的進展……」

「這一份臨床文獻顯示……」

「您的病人看起來好極了……」

換句話說，你是在試著用醫師的話以溝通說明；而醫師將會把你的論點牢記在心，因為他不需要切換思考方式，就可以瞭解你的意思。

視覺化模式也可能為你帶來一些困擾，因為醫師的注意力會放在腦海中的形像，而不是在周遭的事物上，包括你在內。你可能會感覺

到醫師其實是在看著遠方，雖然你被他注視著。透過視覺化文字，你將能夠與醫師共舞，而把他的注意力拉回你的簡介說明上。

情緒模式

最後，如果你的顧客向下看，而視線往右，代表他正在回想以前的感覺與情緒。人們在情緒模式下，自然會向下而偏右看。強烈而富有感情的文字，將可以讓你進入醫師的心。

「我覺得 Productyn 可以處理這方面的問題。」

「您有沒有體會到我的意思呢？」

「這的確是個大膽的決定。」

積極傾聽

傾聽，不僅是用雙耳傾聽別人的意見，肢體語言和應對的內容也大大反映你聽取別人意見和想法的程度。一直以來，這個重要的技能常被忽視，因為許多人認為當自己不是說話的一方時，沒有必要做出任何反應來表示自己在傾聽。因此在與醫師互動的過程中擔任良好的傾聽者角色，與提出恰當的問題同樣重要。研究指出，50% 具有建設性的討論結果，一般以良好的傾聽技巧為基礎。在與醫師互動的過程中，你可以運用兩種傾聽技巧來釐清醫師可能提出的重點：

1. 闡述技巧。
2. 摘要技巧。

「闡述」意指以「你自己的遣詞用字」概述醫師話中的精髓。運用闡述技巧時，重點在於醫師所宣稱的內容，而不在於情緒性的用字。

闡述技巧可運用以達到下列目的：

1. 釐清醫師剛才所說的話。

2. 表現你對於剛才談話內容的理解程度。

3. 使醫師再次思考他剛才所說的話。

醫師：「雖然你向我介紹展現貴公司產品效用的兩份不同研究內容，但是我多年來一直選用貴公司競爭者的產品，且成效良好。」

MR：「我瞭解您很難改變您多年來的處方習慣。」

「摘要」說明是以循序漸進的方式，運用「醫師的遣詞用字」重新編排的概述版本。摘要技巧能幫助你與醫師記住所表達的重要議題。摘要技巧可運用以達成以下目的：

1. 組織討論內容的主要重點。

2. 表現你對於剛才談話內容的理解程度。

3. 讓醫師再次審慎檢視自己剛才說的話。

醫師：「自從我們上次聯絡至今，服用貴公司產品的患者都有很好的治療效果。」

醫師：「這藥物可用於治療廣泛的糖尿病患者，並且產生副作用的風險較低……」

醫師：「再者，我不需要擔心藥物交互作用的問題，而且我很少需要去監督患者的服藥情況。」

MR：「很高興聽到您對於患者用藥治療方面具有這些正面的體驗結果，包括：

• 此治療方法能治療廣泛的患者。

• 您比較不需要擔心副作用的問題。

• 您比較不需要擔心藥物交互作用的問題。

・您很少需要去監督患者的服藥情況。

而這就是我們的目標！」

闡述技巧與摘要技巧的指導原則

闡述技巧

1. 僅針對談話內容再次表達措辭，而非背後的情緒反應。
2. 運用你自己的遣詞用字闡述，而非醫師的用語。
3. 傾聽時，請運用恰當的臉部表情，有意傾聽醫師的敘述內容。
4. 切勿於對話過程中過度使用闡述技巧，使醫師失去耐心。

摘要技巧

1. 依序摘要說明重點。
2. 運用醫師原本表達的某些形容字詞。
3. 運用簡潔措辭，讓醫師知道你有興趣傾聽他的談話內容。

✚ 關鍵要點總結

1. 要詳細瞭解一位醫師，需要下列三個步驟：
   (1) 傾聽。
   (2) 探詢。
   (3) 處理反對意見。
2. 傾聽時要能夠：
   (1) 與醫師先前的看法做連結比較。
   (2) 在腦海中將醫師說過的事，做整理總結。
   (3) 不要打岔，不要打斷醫師的話。

(4) 不要匆匆下定論。

3. 不要陷入一廂情願的認知陷阱。

4. 注意傾聽真正有被提到的事。

5. 注意傾聽有那些東西醫師沒有說。

6. 觀察並分析眼神的移動方式。

7. 配合醫師的思考模式，調整你的溝通方式，包括

(1) 視覺模式。

(2) 情緒模式。

8. 在與醫師互動的過程中，你可以運用兩種傾聽技巧，包括

(1) 闡述技巧。

(2) 摘要技巧。

第三節　善用探詢 (Probing) 技巧

　　一個好的 MR 很像是一位在詰問友善證人的律師。為了要發掘出對自身最有利的證據，這位律師出庭時，一定是帶著一系列精心設計好的詢問，有備而來。因此，無論什麼時候，你與醫師會面交談時，也應該準備好你自己的一系列詢問。

　　很多 MR 總是從自己的觀點出發，只想到要把他們公司的產品介紹給醫師。希望醫師最好靜靜地聽，然後就開處方。

　　問題是，事情不是那麼簡單。醫師聽久了就會開始感到厭倦，覺得不安，最後開始對這種長篇大論感到不耐煩。醫師通常會試著找些方法來結束這次的會談，而不會採納你所介紹的產品為處方。

　　和平鋪直敘長篇大論比較起來，問一些正確的詢問，讓醫師覺得你在乎幫助他解決臨床的困擾，很明顯讓會面更有效果；你可以贏得更多的注意，達成更多的交易。但是，應該問那種問題呢？

1. 可以讓醫師們瞭解到你對他們有興趣的詢問。
2. 能夠彰顯你的產品對醫師而言，是件急迫的需求的詢問。
3. 可以讓醫師瞭解到他自己需求的詢問。
4. 能夠讓醫師瞭解到你產品的特點與利益點的詢問。

　　懂得提問的 MR，並不是要把自己的意見強加在任何人身上。他們只是單純地想要協助客戶，好好地分析問題，並協助他們做好決定。也就是說，MR 並不是在告訴醫師該做些什麼，而是在協助醫師盡可能地做出明智的抉擇。MR 是醫師在醫療上的好夥伴。

可以問那些問題

　　你知道產品的設計目的，是要滿足那些需要及渴求。而你可以問那些問題，以讓醫師瞭解這些尚未被滿足的需要及渴求呢？你可以問那些問題，以讓醫師們警覺到，如果他們不使用你的產品，他們將會蒙受到什麼損失呢？你很清楚你的產品可以提供那些主要的利益點。你可以問些什麼問題，以讓醫師瞭解到這些利益點的重要性呢？你可以讓醫師做些什麼？試些什麼？看些什麼？或者是讓他們可以對什麼提供些意見呢？

　　當醫師看起來很不安，也許你已經滔滔不絕講太久了。乾脆從提出一些詢問來轉換話題吧！讓醫師有機會說，而你聽。如果你問對問題，也許你就可以發覺醫師的處方會潮湧而至喔！

　　在與醫師互動的過程中，你會因為某些原因而提出問題：例如想瞭解醫師、與醫師取得共識、釐清醫師的疑問等。詢問問題對於取得寶貴資訊以及醫師的信任而言十分重要。

開放式問題

1. 當你想瞭解與收集醫師的一般資訊時，即可運用開放式問題。換句話說，可於不限制醫師回應內容的情況下運用此類問題。

2. 開放式問題通常以「為何、為什麼、那裡、如何、誰」等措辭做為問句開頭（以英文而言即為「what、why、where、how、who」），醫師必須回應廣泛且詳細的內容。

3. 由於開放式問題可讓醫師表達大量的資訊，因此，應盡可能提出言簡意賅的具體問題。

4. 一般而言，應於單次討論過程中有限制地提出開放式問題的次數。

5. 詢問後請先停頓，使醫師參與討論，並使醫師有機會回答問題。

封閉式問題

1. 運用封閉式問題時，醫師須回應受到限制且目標明確的內容。

2. 以封閉式問題而言，醫師可能提出的答案相當有限，例如「是／否」、「加入／退出」、「效用／安全性」等。

3. 由於封閉式問題的回應內容較為受限（通常僅有兩種回應的選擇），所以你獲得其中一種答案的機率是 50%。因此，在問題措辭方面必須謹慎小心。如果醫師必須選擇回應「是」或「否」，而醫師的回應為「否」，通常就會難以改變醫師的立場。

簡而言之，當你需要收集資訊時，請運用開放式問題。當你希望確認你已知的情況、或是僅有少數替代方案可選擇的時候，即可運用封閉式問題。

詢問的準則

1. 詢問問題的目的在於確認醫師需求／信念。

2. 所詢問的問題，必須明確、簡潔、針對主題且具有適切性。

3. 如果詢問目的在於確認需求或信念，即須詢問開放式問題。

4. 如有事先準備，詢問的問題必須呼應討論目的。

5. 如詢問「試探性」問題，問題內容須包含下列資訊：

   (1) 請醫師提供資料。

   (2) 進行比較。

試探性問題的準則

1. 請醫師提供資料……

 (1) 請您描述……

 (2) 請您說明……

 (3) 請您告訴我……

2. 通常可針對以下主題進行比較：

 (1) 時間。

 (2) 趨勢。

3. 個人經驗

 (1) 意見領袖的想法。

 (2) 治療選擇。

 (3) 治療指導方針。

試探性的詢問

運用一些試探性的詢問，以瞭解你與醫師在觀念上到底差了多遠，然後再決定你下一步該怎麼走。

醫師：「喔，Productyn 啊？對呀，我曾經用過 Productyn。」

MR：「醫師，我很高興您這麼說。」

「您曾經在多少病人身上用過 Productyn 了呢？」

「跟您以前使用過的，或者是現在正在使用的別種抗發炎藥物比較起來，您覺得 Productyn 的效果好不好呢？」

「您覺得您最欣賞 Productyn 的那一點呢？」

「您現在有多少病人正在使用 Productyn 呢？」

「他們大多是那一類的病人呢？類風溼性關節炎？骨關節炎？還是痛風？」

「您為什麼選擇處方 Productyn 給這些病人呢？」

「您的病人當中，持續使用 Productyn 最久的時間有多久呢？那其他的藥物是用了多久呢？」

藉著詢問醫師他使用特殊劑量時的一些經驗，你可以讓你的詢問更明確。例如，問些有關於使用 Productyn 500，而非只是 Productyn 的經驗。

確認需求的問題準則

1. 詢問問題的目的在於確認醫師需求／觀念。
2. 所詢問的問題，必須明確、簡潔、針對主題且具有適切性。
3. 如果詢問目的在於確認需求或觀念，即須詢問開放式問題。
4. 如有事先準備，詢問的問題必須呼應討論目的。
5. 如詢問「試探性」問題，問題內容須包含下列資訊：
   (1) 請醫師提供資料。
   (2) 進行比較。

能夠創造需求的詢問

以下是可以強調病人特殊情況的問題。這些詢問可以幫助醫師瞭解，在特殊情況下的醫療需求。

「我瞭解老年的病人，對於會影響運動協調性的藥物都特別敏感。醫師，您說是不是呢？您會不會想要試試另一種藥呢？」

「您對於骨關節炎的病人，選擇藥物或治療時的原則是什麼？」

「在治療骨關節炎的病人時，您會考慮使用一些帶有抗發炎特性的止痛藥物，還是會考慮單純的止痛劑呢？」

「我瞭解夜間疼痛是骨關節炎病人最常見的問題之一。醫師，是不是這樣呢？您會不會希望能調整您使用的 NSAID（非類固醇抗發炎藥物），而能夠處理這種夜間疼痛呢？」

「您在使用 Productyn 時，病人的有效率是多少呢？您會不會很希望那些對先前的藥物沒有反應的病人，能夠因為您的藥物而改善呢？」

能夠使醫師更瞭解藥物特點與利益點的詢問

以下詢問可以讓醫師對於 Productyn 的特點，有更深刻的印象。

「我瞭解骨關節炎的病人，由於他們的年紀，很多人會同時患有心臟病。因為這個原因，水腫的發生會給他們帶來危險。您會不會很希望能夠有一種 NSAID 可以減少這一類的風險呢？」

「骨關節炎是一種長期慢性的疾病，而在藥物的選擇上，需要特別的考量。那麼要考慮些什麼呢？（安全性、有效性，在長期治療時對藥物的耐受性。）」

「您會不會很希望有一種 NSAID 能夠在提高劑量以加強藥效的同時，可以避免增加副作用的風險呢？」

「不是所有骨關節炎的病人，對相同的藥物都有反應。您什麼時候會使用 Productyn，而什麼時候會決定使用其他的 NSAID ？」

「在治療骨關節炎的病人時，在用藥上，您會比較喜歡每天服用一次的藥物，還是每天兩次的呢？為什麼呢？」

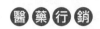

「我瞭解很多骨關節炎的病人年紀都很大，在服用藥物時，許多人會很容易就忘了服藥的時間，這是真的嗎？您如何確保他們會記得服用藥物呢？」

預先準備設計好的詢問，可以讓你的銷售簡介更生動！

要培養詢問的藝術，需要很多的練習。誠如你所知，基本的銷售簡介，可以分成五個部分：

1. 醫療需求。
2. 有特點與利益點的客滿解決方案。
3. 有力的佐證。
4. 藥物的使用資訊，如何使用你產品的說明。
5. 引發動機，並再次激勵處方。

以下可以幫著你瞭解，在說明簡介時，要在什麼時候提出詢問。

1. **需求與客戶滿意方式**

   在一般的藥品簡介時，醫師會給你一些機會，要你把需要這項產品的原因，以及它可以提供解決那些問題的方法，把其特點與利益點，做一個簡單的介紹。如果你的說明沒有任何定論，或者不能提供任何客戶滿意方案，那麼你怎麼能夠認為醫師會由衷地對你的簡介有興趣，而仔細地聽你的每一句話呢？

   也許換個角度來看，醫師可能聽了你簡介的內容，就覺得他不需要這項產品，其用途無法應付他的需求，而不再注意你後來的說明。但是更糟糕的情況是，醫師可能是為了反對你在簡介時的說法，就把你接下來的話當耳邊風了。例如：

(1) 醫師常常使用該產品，並且自認他已經知道這個產品的所有資訊。

(2) 醫師已試用過這個產品幾次，但它並沒有產生更好的療效。

(3) 醫師使用時出現了一些併發症，很害怕這種情況再度發生。

(4) 醫師已經使用過這個藥物，但是一個與你互相競爭的 MR 已經改變了醫師的想法，並促使他開始使用品牌 X。

你怎麼樣才能知道醫師真正在想些什麼？你應該要問些問題，像是：

「您在治療這一類病人時，在用了 Productyn 之後，有什麼特別的想法呢？」

2. **有力的佐證**

現在你的藥品簡介進入要提出證據的時候了。你可能會認為一份特別的臨床文獻，將會是你最有說服力的資料。可是，醫師不一定會有相同的觀感。

(1) 醫師可能在用了藥之後，得到不同的結果。

(2) 醫師可能使用了不同的劑量，或是對適應症的診斷有些不同的看法。

(3) 醫師可能不喜歡這一份醫學文獻的研究者。

這裡有一些詢問，應該可以讓你對事情的真相更明瞭。

「醫師，和過去您自己的經驗比較起來，您覺得這些試驗的結果如何？」

「醫師，這些臨床文獻的報告和您目前對病人用藥的情況相比，您覺得這些試驗的結果如何？」

3. **引發動機**

   另一個很適合預先準備詢問的時機，是在你正打算，或是剛開始運用引發動機的時候。

   「在接下來的兩位骨關節炎的病人，您願不願意試用 Productyn 呢？」

   「醫師，現在您會考慮用 Productyn 治療骨關節炎嗎？」

   「醫師，是不是有什麼原因，讓您不願意在您的骨關節炎病人試試 Productyn 500 呢？」

4. **其他的情況**

   在許多不同的場合中，要讓你的簡介說明不斷深入，或是繼續進行下去，能不能提出好的詢問，是重要的關鍵。例如，如果你的簡介被一通電話或是護理師打斷，那麼你可以藉著提出一詢問，把醫師的注意力拉回你的產品說明中。

   「醫師您已經在多少病人身上，試用過 Productyn 了呢？」

   在你試著瞭解醫師的看法時，要確定你所得到的訊息是正確無誤的。你可以用一個詢問來做些澄清。

   「醫師，我想瞭解一下我聽到的是不是正確的，……」

   如果醫師的注意力開始漫遊到別的地方，要試著用一個能讓他回神過來的回溯性詢問，把他帶回來。

   「醫師，您覺得這個聽起來怎麼樣呢？」

   最後記得當你在試著取得一些資訊時，要避免一些能夠很簡單地就用「是」或「不是」來回答的詢問。試著問：

   (1) 您覺得這個如何？

   (2) 您覺得這種情況怎麼樣呢？

(3) 您在這一方面的經驗是怎麼樣的呢？

(4) 您有多常……

就如你所知，在整個簡介說明的活動裡，有太多機會可以讓你提出一些好的詢問。在你的簡介中的每一個階段，都可以讓你輕鬆地「讀出」醫師心中所想的事情。

(1) 他是否有這種需求？

(2) 他是否認同你針對藥品特點與利益點所提出的客滿方案？

(3) 他對於你所提出的有力佐證，是不是印象深刻？

(4) 他是否已經決定要試用你的產品？

 關鍵要點總結

1. 問題類型：開放式問題 vs. 封閉式問題。

2. 藉著正確的詢問，獲取注意力及訂單。

3. 仔細設計過的詢問，才能讓你的簡介更生動。

4. 要避免問一些單單以「是」或「不是」就可以回答的詢問。

5. 知道何時要用回溯性的詢問。

6. 知道何時要用詢問來澄清。

7. 如果醫師沒有使用你公司的產品，要問一些詢問來讓他們知道，因為沒有採用這項產品，所可能發生的損失。

8. 在你的簡介中，要隨時隨地問一些詢問，以確定醫師的確有把注意力放在你的說明上，並且確定認同你簡介的內容。

第四節　處理反對意見／如何應付阻力

它所代表的不過是「我還沒準備好接受」而己。

你是不是已經開始擔心，醫師什麼時候會提出反對意見呢？不要讓它困擾你，要明白出現這一類反對意見，代表醫師對於你的產品有相當的興趣，才會對這項產品提出自己的意見。

一個對產品完全不感興趣的醫師，根本就懶得提出什麼問題。一個好的 MR 之所以成功，就是在於能妥善處理反對的意見並克服阻力。首先要瞭解的是，如果一位有決心，並且掌握了充分資訊的 MR，真正地付出心力去克服；不管是什麼樣的反對意見都可以加以破壞、消融，順便整理一下。其次，一旦你克服銷售上的阻力，你將能夠站上一個更有利的位置，銷售你的產品。

反對意見的種類

讓我們再進一步探討。處理反對意見，並不是一件只有在銷售業務時才會遇到的事。在生命之中，當我們與朋友、家人、同事，以及熟識的人應對時，我們常會面臨一些反對的意見及阻力。處理阻力是整合在人類交互關係的一部分。

無論如何，在銷售時，處理反對的意見是極為重要的，它是生存所必須，你必須要能夠將這一類的阻力轉變成實際上的交易，不然你將被拒於門外，這是一件很容易理解的事。

不管是那一種銷售模式，正如在生活上，外來的阻力主要來自三個方面：

1. 懷疑：你的聽眾懷疑你產品的優點，或者是懷疑你對產品的簡介說明。

2. 誤解：你的聽眾對於你所傳達的訊息感到困惑，或者是誤會它的真正意義。

3. 利益衝突：你所傳達的訊息或是你的目的，與你的聽眾的利益互相衝突。

在我們的專業中，阻力的來源也是一樣的。醫師也許懷疑產品 A 是否真的具有和產品 X 相同的功效。醫師也可能誤解產品 A 之所以藥效卓著，完全是因為安全劑量範圍很大之故。或者是醫師提出相互矛盾的治療目標，又要馬兒好，又要馬兒不吃草；即使是產品 A 的藥效較好，病人也較容易適應，他可能還是較喜歡用產品 X，單單只是因為產品 X 的價格較便宜。

當你的產品在某些方面沒有辦法讓醫師滿意時，比方說是價格上，那麼你面對的將會就是這種目標相互矛盾的情形。

試著發掘真正的反對理由

有些反對意見的提出，只是為了把該做的事情往後拖延的推拖之辭。有些反對的意見是一種煙幕，它們掩蓋反對意見及還沒有真正被提到的期望。當你在處理反對意見時，必須保持警覺。要把注意力放在真正的反對意見上，要瞭解醫師抗拒你說服的原因，以及之所以不願意嘗試的理由。這才是你必須克服的真正反對理由，而不是他表面上所抱怨的事。

其他會出現反對意見的原因，可能單單只是因為聽眾沒有把你想

要說明的事情弄懂。進一步澄清以及說明，將可以完全解決這種情況。絕對不要讓銷售上的小小阻力把你弄糊塗了。如果醫師已經給了你一個見面的機會，你就至少可以認定他對於你的簡介還有一點兒興趣。

處理反對意見的準則

1. 以解決議題的方式回應。
2. 以簡潔的方式提供適當資訊。
3. 如果關乎產品限制議題，請認同醫師憂慮並納入考量。
4. 如果問題／憂慮來自錯誤資訊，請提供正確資訊。
5. 如果沒有正確資訊，請承諾醫師，你將盡快提供正確的資訊。

如何有效地處理阻力

你要面對的挑戰是找出醫師說「不要」的真正理由，並且試著把它轉換成醫師必須「知道」的訊息。

處理阻力需要三個步驟：

1. **仔細傾聽**

   藉著仔細地傾聽、發掘，從反對的理由之中，你將可以瞭解銷售上產生阻力的真正原因。你知道你可以成為一個好的聽眾。可是你真的是一個謹慎仔細的傾聽者嗎？

   仔細傾聽的意義其實不只是要專心注意聆聽而已。它的意思是不要自以為是地想得太遠，脫離了現實上應該有的想法；它代表了在取得所有的資訊或事實以前，不要太早做假定或結論。

2. **把阻力的來源做分類並試著去瞭解**

導致銷售阻力的反對意見,是否是因為懷疑、誤解,或是相互矛盾的目標所引起的呢?

3. **根據阻力的來源,以實際特定的行動予以反應**

當你瞭解阻力產生的原因,而且已經把它們做仔細的分類,接下來就該是採取行動的時候了:

當醫師質疑你的論點時:證明給他看。

當醫師發生誤解時:試著做些解釋。

當你面對的是相互矛盾的目標時:重新調整詢問的重點!

(以正面合宜的態度面對所有的事實。)

在我們的專業領域裡,產生誤解是一項危險的事。之所以危險的原因是,如果你沒有把你的產品真正的內涵表達出來,它將會被視為一項失敗的產品。換句話說,如果你推廣的藥物在實際使用時,用的劑量都太低,低於其所設計的有效劑量,那麼是否會有藥效就值得懷疑。如果醫師壓根兒沒想到會有任何副作用,那麼一旦發生藥物的不良反應,即使是很輕微,這種藥品的安全性就會被質疑。只要發生以上這兩種情況,醫師就會認定這是一種失敗的藥品。

銷售祕訣:絕對不要將任何一項誤解置之不理。你必須反覆解釋,直到問題真正地被解決為止。

一些意料之中的反對意見

你幾乎可以料到一定會出現反對的意見。真正的專業人士,最大的特質就是擁有能夠預期這些反對意見的能力,並且隨時準備好對應

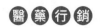

它們。下面所列的是一些常見的反對意見與可能的阻力，還有一些如何處理它們的建議。你在每次推廣產品或新的觀念時，大概都會遇到的各種反對聲浪與橫阻。所以，你所面對的最大挑戰就是要適應它們，並在它們發生時，盡你所能地以平常心去應對。

1. **懷疑**

懷疑：

　　醫師說產品 A 並不如產品 X 來得有效。

醫師的說法：

　　「我實在不太相信對於骨關節炎的病人，產品 A 和產品 X 有一樣好的藥效。」

詢問來源：懷疑。

實際行動：提出證明。

步驟：

1. 再次強調醫師所質疑的那些藥品的優點。
2. 將文獻出處提供給醫師做參考。
3. 把藥品的優點與醫師希望的目標搭上關係。
4. 提出一些試探性的詢問，以瞭解醫師的看法。

> ✓「林醫師，產品 A 在骨關節炎的治療上，的確有著和產品 X 一樣好的藥效。」
>
> ✓「這兒有一份文獻說明產品 A 的藥效是和劑量成正比的。而且在臨床的雙盲試驗中，已經證明用高劑量的產品在治療骨關節炎的病人時，與 100mg 的產品 X 有相同的效果。在治療骨關節炎時，您將可以確定您的病人每天服用產品 A 兩次，他們的疼痛與發炎

減輕的效果，可以跟他們在使用產品 X 時，一樣有效。」

✓「在治療骨關節炎時，醫師們需要藥效更好的產品，而產品 X 的確很有效。但是產品 A 可以提供您跟產品 X 不相上下的效果——可是卻沒有產品 X 可能出現的安全顧慮；而且每天服用兩次，更便利，治療依從性更好，就更能達到預期的療效。這就是為什麼產品 A 在治療骨關節炎時，整體上優於產品 X！」

✓「您需要關於產品 A 在那一方面更多的資訊呢？」

2. 誤解

誤解：

「醫師說 Productyn 500 甚至比 Productyn A 更安全。」

醫師的說法：

「我很高興你最近又有一種和 Productyn A 相似，但副作用更少的新藥上市了。」

詢問來源：

誤解（也許醫師正在期待一種幻想中的安全性，有必要好好加以解釋）。

實際行動：解釋。

步驟：

1. 不要做肯定或是否定的答覆。要圓滑應對。

2. 做更明確的解釋。

3. 把醫師的目標與你的解釋連上關係。

4. 問些試探性的詢問，以瞭解銷售阻力出現的其他原因。

✓「林醫師，如果就藥物有效性與病人對藥物接受度的比率來看，

> 非類固醇藥物在這種評估方式下，的確是很有效。而如果就有效劑量來看，Productyn 500 在病人耐受度上已有長足的進步。讓我向您解釋一下……」
>
> ✓「如果您把 Productyn 500 用在您的骨關節炎病人，您就會發現病人對這個新產品的耐受度和過去最有名的 Productyn A 250mg bid 一樣好，但是藥效卻有數倍的提升。」
>
> ✓「在治療像是骨關節炎這種長期慢性的疾病，病人是否對藥物有很好的耐受性，是一項很重要的考量。」
>
> ✓ 做一些試探性的詢問，以瞭解銷售阻力出現的其他原因。

3. 利益衝突

利益的衝突：

醫師說 Productyn A 500 比阿斯匹靈要貴得多。

醫師的說法：

「我那些骨關節炎病人的年紀都很大了。他們實在負擔不起這種新藥。」

詢問來源：

相互矛盾的目標（你的產品沒有辦法滿足醫師真正的需求）。

實際行動：調整詢問重點。

步驟：

1. 做出一項概括性的論點。
2. 強調整體評估的重要性。
3. 讓醫師瞭解到一些可以平衡缺點的好處。
4. 做一些試探性的詢問。

✓ 「我明白您關心的是……」

✓ 「我們最好能正面客觀來看 Productyn 500 這項產品……。其實 Productyn 500 真正的價值在於……」

✓ 「如果罹患骨關節炎的老年人真的有一件負擔不起的東西，那一定是阿斯匹靈的副作用。Productyn 500 提供了跟阿斯匹靈不相上下的藥效，但是病人對它的耐受性卻更好。也就是說，它大幅降低服藥者產生嚴重腸胃道不適的可能性。這種 Productyn 500 獨有的安全特性，對於很可能也有腸胃不適的老年病人來說，尤其重要。此外，Productyn 500 是使用方便，每天兩次的劑型。這對於容易忘東忘西，但卻服用很多種藥物的老年人更重要，因為這種用法可以避免萬一一時忘了服藥，可能造成的「決堤性疼痛」。用 Productyn 500 時，每個星期大約會花費 $8.50。您將會發現，許多老年人會認為只要能夠有效解除骨關節炎的疼痛及發炎，而且可以減少發生腸胃不適的機會，再加上每天服用兩次的方便性，花這些錢是值回票價的……」

✓ 做些試探性的詢問。瞭解醫師對價格方面是否已經滿意，並確認他是否願意為一些骨關節炎的病患處方 Productyn X。

把反對意見轉換成詢問，然後好好回答它們

處理反對意見的一項重要原則就是，要記得：

當有人提出反對意見時，誠懇地回答它而不要辯解。

例如，在一次 Productyn 的產品說明會上，醫師可能會發表評論，認為 Productyn 對於運動傷害的藥效似乎太強了。讓我們想像這時候有

位 MR，打算用事實回應這樣的反對意見。「太強了？」他說。「不，它一點也不會太強，一點也不。它是丙酸的衍生物。因此，它並不會像類固醇的藥物作用那麼強。」

這樣的答案也許有 100% 事實為根據，可是重點並不在此：一個只能提供事實的答案，對於增加說服力或是促進交易的進行，一點幫助也沒有。更糟糕的是，如果事實與醫師的觀點恰好相反，可能讓醫師覺得難堪，難保不會出現排斥或甚至仇視的氣氛。讓我們承續之前的討論，採取比較有技巧的方式應對。

案例一

來源：誤解。也許與 Productyn A 的安全性有關的事，才是真正的問題點，特別是對於年輕的病人而言。

實際行動：解釋。

步驟：

將醫師的論點轉換成詢問。「喔，我瞭解。您正在思考有關 Productyn A 安全性的問題，特別是對年輕的病人而言。我這樣說對嗎？」提供一個正面，而且資訊充分的答案。藉著展示一些文獻，把 Productyn A 在年輕族群中的安全性做些澄清。此外，提出一些 Productyn A 應用於運動傷害的臨床報告。

案例二

醫師：

「你的 Productyn 實在是太貴了。」

實際行動：

重新把問題關鍵釐清，但是先把醫師的說法轉換成詢問。

步驟：

MR：「喔，我瞭解。您考慮到的是 Productyn 的價格，並且把它跟其他的抗關節炎藥物做些比較，是嗎？」

案例三

醫師：

「Productyn A 不管用。」

實際行動：

重新釐清問題的關鍵，但是要先把醫師的說法轉換成詢問。

步驟：

MR：「喔，您有許多病人對 Productyn 沒有反應，是不是呢？換句話說，您的確想要增加 Productyn 對您的病人的有效程度吧？」

我們的優先目標，都是在瞭解之所以會產生阻力的真正原因，然後再試著把這些反對的意見轉換成可以被回答的詢問。一旦靈活運用這種技巧，你將會發現其實許多反對的意見，都提供了把負面阻力轉變成正面推力的機會，而讓你的產品銷量大增。

關鍵要點總結

1. 反對意見（阻力）並不是「我不要」，而只是「我還沒準備好接受」。
2. 反對意見分為三種：懷疑、誤解，或者是利益衝突。
3. 根據各自的原因，採取明確的行動。
4. 把反對的意見轉換成詢問，再好好回應。

第五節　調整你的做法以增進銷售

你還記得過去曾經有某一天，交通狀況實在太差，你不得不改走別的路線去上班？或者是你的小孩曾經病得很嚴重，雖然你有很多其他的計畫，還是花了一個週末照顧他？很自然地，你都適應了這些不順利的情況。

身為 MR，你會發現有許多時候，自己要能夠適應許多不同的場合。每一次的推廣拜訪，都需要我們仔細評估實際的狀況，並且根據醫師的人格特質及需要，迅速地調整這一次拜訪的主題。這種可塑性及彈性，對於成功的行銷活動是很重要的。

適應所代表的意義

在行銷活動中，適應代表著調整應對方法和技巧。在某些場合中，適應代表的是要有足夠的可塑性及彈性，能夠應付各種可能的需求、好惡，甚至是客戶的情緒。沒有任何兩種情況或是兩位醫師，會是完全一樣的。事實上，就算是同一位客戶，在不同的日子裡，也可能要以不同的方式應對。

要如何調整你的行銷簡介，完全取決於你對醫師的瞭解，以及這次訪視的情況如何發展而定。你要有足夠的應變能力及能迅速認知整體狀況，並能迅速解讀出醫師的看法。

我們討論的目標，將會放在許多 MR 必須修正其銷售方式，以適應改變中的環境狀況。當然，在拜訪醫師時，你可能發現要使用這些適應性的技巧時，並不是每次都一成不變的。藥品銷售就是一種令人

興奮的活動，而 MR 仍然要持續創新，以滿足客戶的需求，並應付這種持續多變的環境。你必須要當自己真實生活的導演，並且採取合宜的行動。這就是為什麼藥品銷售是如此令人興奮的原因了。

適應性是指你可以迅速瞭解整個狀況，並選擇最合適的應對技巧及方法，以達到目標：讓醫師處方你的產品。

把舊產品賣給老面孔醫師

MR 必須常常面對一種讓人沮喪的情況是，把舊產品推銷給老面孔醫師。新產品的上市並不容易，而大部分的產品，早就已經推銷給平常會接觸到的醫師。要善加利用客戶對這項產品已經瞭解的優勢，在這種重複推銷的情況中，有四種工具可以妥善運用：

1. 讓醫師告訴你，他知道些什麼，並且善加利用他所知道的藥品資訊。
2. 提供一些新的資訊及回溯性世代研究等文獻。
3. 預期一些可能發生的情況，並勇往直前地去克服它。
4. 將藥品運用的範圍，拓展到醫院的住院病人。

傾聽並且讓醫師告訴你

有一些沒有耐性的醫師，常常只想聽一些新產品的資訊。例如，醫師可能對於瞭解有關你的公司簡介沒有什麼興趣，因為在六個月之前，他可能就已經從頭到尾聽過了。在介紹公司時，他的注意力可能不集中，而且會催促你，「我們難道就不能直接來談你的新產品嗎？」不要讓醫師那麼容易就把你推下這一次銷售的舞臺。要借力使力，運

135

用醫師的這種說法，把他的注意力集中在這次的產品上。

　　MR：「我很高興知道您對我們很瞭解，那麼您大概多久會開一次這種處方呢？」

　　從這個觀點來看，MR 應該要探詢醫師的病人狀況，以及醫師在什麼適應症時，會處方這個產品，也要瞭解醫師使用 Productyn 的劑量、病人使用之後的感想，以及醫師對於這個藥物的看法。與其失去一個大好時機，不如把這次的討論轉個彎，讓醫師把自己的經驗說出來討論。

　　要傾聽醫師的意見，並找出他對你的產品不太清楚的地方，這是很重要的一件事。如此一來，你才能夠發掘這些問題，而在你接下來的討論中，好好地解說一番。

把醫師先前並不知道的事情告訴他

　　大部分情況是，醫師早就知道這產品的名字，也知道它的一些細節。但是，如果你可以提供更新的資訊，你的簡介效果將更好。例如，你可能可以告訴醫師有關 Productyn 一些他先前並不瞭解的事。這就是臨床文獻可以幫大忙的時候。只要你不斷地提供新的資訊，醫師就會樂於傾聽。把你這次銷售簡介的目標，放在增加醫師對產品的瞭解，也是很重要的，這樣他才能夠很有把握地處方它。通常舊產品比較不會再進行雙盲試驗，但可以搜尋找出對不同族群用藥分析的文獻，或是回溯性世代研究等的文獻，當作藥品行銷的工具。

要預期醫師可能的需求及可能的反應

　　要善加運用你對於醫師及他的人格特質的瞭解，成為你的優勢。

最好在你走進醫師的辦公室（診所）之前，就能夠想到醫師的需求以及可能的偏見。例如，如果醫師先前才剛剛因為一位 MR 沒有帶文獻及佐證而刁難 MR，你就應該用比較圓滑的方式應對。

「醫師，我們之前已經跟您提過 Productyn 了，可是我不知道您是否已經看過，在治療急性痛風方面，應用 Producty 治療的一些新的臨床報告了呢？」

你已經給醫師一些新的資料，而且你已經問過他的意見了。接下來進一步問些問題，以確定你已經修正了一些你找到的認知差距。

在醫院內的用藥（將藥用在住院病人）

如果醫師提到，他已經很廣泛地在門診使用 Productyn 時，你可以問他，「對您的住院病人，您是否也常常處方 Productyn 呢？」藉著改變應用藥品的場合，你可以開拓另一個在不同適用範圍，給予不同藥量的嶄新市場。現在你可以問一些有關於住院病人的用藥效果，或在醫院的環境下，使用這產品可能會產生的不同問題。你要能夠提出一些詢問，可以把醫師的注意力一直引導到你的簡介。而且如果你有一些新的資訊，他會更樂於傾聽你要說些什麼，甚至與你一起討論其他一些較老的藥物。

部分使用者

當你拜訪一位只使用你的產品在他的部分病人的醫師時，你應該要試著擴大他使用這產品的範圍。這裡有一些技巧，可以找出擴大使用範圍的關鍵。你希望的不外乎是醫師處方的層次更廣，或者是提升

醫師使用你產品的次數。

　　沒有一項產品在任何時候，都能在每位病人身上奏效。因此醫師常常要在藥物的應用上做斟酌選擇。大部分的醫師對於任何一種疾病，都會有最喜歡的一種治療方式，同時預備第二選擇。如果你的醫師在選擇藥物時，第一及第二選擇都是你的產品，那就最理想不過了；只不過這種情況很少發生。你應該設定目標為：至少讓你的產品成為最優先選擇藥。

　　當醫師說他第一次使用其他品牌治療關節炎的症狀時，你應該採取下列步驟：

1. 告訴醫師說你可以瞭解他的觀點，你不需要說你很贊同，但是要確定地讓醫師知道，你尊重他的意見。如果你直接把話題轉而推銷你的產品，那麼醫師可能會察覺到你並不認同他的意見很好。你的目標是和醫師建立良好的關係，而不是和醫師爭辯。例如，你大可這麼說：「我瞭解你必須為了不同的病人，選擇不同種類的藥物。」

2. 接下來，瞭解一下醫師的看法，並且請教他是如何做出這些決定的。如果你這麼做，你就能夠瞭解，和其他廠商的藥物比較，你的產品在醫師心目中的地位。你需要知道這資訊，才能夠確定接下來要如何調整你的簡介方式。如果你不知道醫師是怎麼做決定的，你可能會把接下來的討論帶往錯誤的方向。

3. 你的詢問重點，應該要強調醫師使用不同藥物的必要性，而且應該把焦點放在醫師的決策過程。從這種觀點來看，你可以遵循許多準則。但你必須把醫師的答案，當作調整簡介方式的指標。

沒有明顯的理由

如果醫師並沒有辦法告訴你，他在做不同選擇時，有什麼特別的理由，你可以重新提醒醫師，你的產品最大的優點及好處。你可以試著使用下列這種詢問，「您覺得 Productyn 的這些好處，值不值得讓您把它優先用於某些病人呢？」

如果醫師同意，可以為他複習一些開立這項處方的必要資訊，並鼓勵他開立這種處方。

從另外一個角度來看，如果醫師沒有被說服，就要把這項產品另一項優點指出來。你甚至可以直接向醫師推薦，鼓勵他在下一次遇到一個滑膜炎或肌腱炎的病人時，可以優先使用 Productyn。如果醫師接受了你的推薦，就再幫他複習一下處方這個產品的注意事項，以確保他第一次試用就可以得到成功的治療效果。

挑戰錯誤的資訊以及錯誤的習慣

如果醫師說他通常會先使用別家公司的產品；如果病情沒有改善，再改用你的產品；你就應該問他，為什麼你的產品是第二選擇。只有當你瞭解醫師為什麼會優先使用別家競爭廠商的產品時，你才能夠採取適當的行動來改變他的習慣。醫師會有這種習慣的原因，可能是因為他認為你的產品太貴，或者是藥效太強了，但這也可能只是醫師一項從來沒有想到要改變的習慣。

醫師如果對於價格與藥效方面有誤解，你應該馬上修正它。然後你就可繼續推銷你的產品，並鼓勵他馬上試用。

因循而成的習慣比較難被改正，但是你要記得，這種類型的醫師

一旦把你的產品列為優先考慮，那麼他會成為你一位非常有價值的客戶。而與你競爭的公司要說服醫師把習慣改回來，也得花上一番功夫才可能做到。

要破除一個習慣，首先你還是要以平常的方式來簡介你的產品。然後你可以問醫師說：「醫師，有多少病人您會優先採用 Productyn 來治療他們呢？」提供足夠的臨床文獻，以讓醫師有機會採用你的建議。然後下一次銷售拜訪時，要記得確認這次試用的效果如何。

你不能單純地接受醫師片面的說法，就認為他通常會先採用你的產品，偶而才換成別的藥物。這可能只是一些不想讓你待太久的方法。花一點時間來問醫師一些有關於用藥之後可能的結果，看看醫師處方的劑量，並再提些相似的詢問。你也許會發現，有時候醫師之所以會換藥，只是因為沒有正確地調整應該使用的劑量。這些詢問也可以加強你公司的產品在醫師腦海中的印象。

醫師可能會說他仍然會處方 Productyn，但並不完全都在你所提的場合中使用。如果他從來就沒有考慮把 Productyn 用在某些關節炎的病人，那麼你就應該指出這項藥品的優點、藥效強度，以及副作用。此外，記得留下臨床文獻，以讓醫師有機會在這項新的適應症處方它。照著這些步驟做，你將會發現即使醫師只應用了你部分的產品，他還是比你想像中要容易共事。

✚ 關鍵要點總結

1. 適應的意義在於調整一些應對的方法及技巧。每次的銷售拜訪活動應該要有彈性。

2. 傾聽，並且讓醫師把話說出來告訴你。

3. 要能預測可能的需求及可能的反應。

4. 要試著讓只部分採用你產品的醫師，擴展其處方範圍。

第六節 如何把產品賣給幾乎不可能買的醫師

我們難免會遇見總是滿腦子怪主意，對每一個人的看法都有意見，而且從來不會滿足的醫師。這種醫師天生就是想要與眾不同。他們在每件事情裡挑骨頭；質疑每件事而且懷疑所有的說法。有些甚至在面對 MR 時，以高高在上之姿，對待一位乳臭未乾的小子。

實際上的情況可能像這樣：

MR：「王醫師，病人用 Productyn 的好處之一，就是病人對於這種藥物有絕佳的接受度……」

醫師：「我不同意，我覺得它們全都可怕極了。」

MR：「但是這些臨床上的文獻告訴我們……」

醫師：「拜託不要再說了，把你的臨床文獻或資料留下就快滾吧。」

許多 MR 會乖乖聽話，在沒有得到任何形式的承諾以前就離開了。更糟糕的是，有些 MR 甚至一點也沒有學到，醫師之所以不喜歡這個產品的原因。

只有一種方法可以改善這種缺乏溝通的情況。你必須要能夠充分掌握身為一個 MR 的角色，並且拒絕被看扁的像乳臭未乾的小子。

要怎麼做才能夠平衡與醫師的關係呢？

1. 要確信你有很寶貴的資訊可以提供醫師參考。這些資訊可以滿足醫師的需求。

2. 要徹底地瞭解你公司的產品，並且知道要如何捍衛你自己的論點。

3. 一定要把這種場合轉換成一種要試著解決問題的情況，試著維持就事論事的關係。

當醫師說，「它們全都可怕極了。」此時，MR 應回答說，「醫

師您為什麼這樣說呢？」換句話說，就是「讓我們一起正視這個問題，並試著解決它。」

其他一些解決詢問的應答方式，包括：（請酌參表六）

1. 「醫師，您之所以這麼說，是有什麼樣的理由嗎？」
2. 「是什麼事情讓您這麼說呢？」
3. 「醫師，您的這種看法論點，是不是參考過去您自己的經驗呢？」

警告：醫師扮演的，可能是一個和藹可親的長者，正在花一點寶貴的時間跟這位「年輕有為的青年」會面；可是當 MR 一腳跨出診所時，醫師可能把剛剛有關產品的事，全都拋諸腦後了！

解決這類困境的詢問，包括：

「醫師，您是不是擔心您的骨關節炎老年病人，是否能接受這種藥物呢？」這種說法，將可以讓你與醫師的溝通，有一個平等的立足點。

➕ 關鍵要點總結

1. 扮演好你自己身為一個 MR 的角色。
2. 要能透徹瞭解你公司的產品，並且知道那些文獻可以當作佐證。
3. 不要讓醫師哄你，把你看扁成小孩。
4. 要記得只有在就事論事的關係上，才有完成推銷，達成買賣的機會。
5. 不要一次探討太多新的想法，只要一個就好，要讓醫師有充裕的時間去想，並把他自己的意見講出來。他會很樂意瞭解到你不是一位用高壓強迫來推銷的 MR。

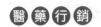

6. 盡可能地取得醫師的信任，不要太早就表達出你過人的善意；而且要避免每次銷售簡介都用下面這種方式做締結，「**我是不是應該告訴您最近的藥局，讓您可以開始採買一些 Productyn 備用呢？**」醫師會把這種說法看作是強迫性的舉動，而且可能開始變得沉默退縮，或者是回歸到施展「拖」字訣的態度。

7. 要鼓勵醫師放開心胸，積極地參與整個簡介的討論。要多多應用開放性的試探詢問，以瞭解醫師真正的感受，並增進彼此間的溝通。

表六　解決詢問的應答方式

醫師	你想要	可能有用的方法
把產品給徹底忘了。	打破這種記憶上的障礙。	請醫師把產品的名稱，放在桌面的玻璃板下。建議他把產品的名字記入病歷裡，或者是留下產品的小冊子。
記不得產品的名字。	建議一些可以幫醫師回想起名字的方法。	把一些便條紙以及行銷用印刷品留給醫師。請醫師處方給特定的病人。
並不使用這類的藥物。	找出原因：是因為害怕副作用？認為它不管用？不認為自己有需要？	把一些如何使用你產品的臨床文獻拿給醫師看。請醫師把它用於目前治療不好的病人。
使用另外一種品牌。	對於有時候有必要選擇其他藥物的作法，予以認同。將你的產品的價值讓醫師知道。	指出藥品不同之處，以及對各自反應較佳的病人類型。讓醫師做出同意試用的承諾。

醫師	你想要	可能有用的方法
易於改變處方。	誇揚使用你產品的好處。	提醒醫師過去報告過許多病人，因為你的產品而受益。
不喜歡每天兩次的用法。	找出原因： 1. 它們作用的效果不夠快。 2. 採用每天三次的劑型比較容易控制用量。 3. 比較喜歡每天三次用藥的心理療效。 4. 比較喜歡每天一次的方便性劑型……	讓醫師瞭解血漿中的藥品，如何在2-4小時內就可以達到最高濃度；以及血中濃度在4-5次給藥之後，就可以達到穩定的事實。 若是其他併用藥也是一天二次，調劑和服藥更具便利性。
發現你的產品很貴。	用正面的態度看待產品的價格。	藉著說明額外的藥物特性及好處，讓醫師瞭解價格較貴的價值。
未達到預期的良好藥效。	找出處方的細節，確認藥物的處方適當與否。	探索下列詢問： 藥物的劑量是否正確，每次服用的時間間隔是多久？ 用藥療程？ 藥物是否被用來處理合適的症狀呢？
提到病人對於這種用藥反彈的意見。	試著瞭解病人的抱怨到達什麼樣的程度，並試著以正面的觀點解釋它們。提供一些建議。	使用臨床文獻當作其他病人有效用藥的證據。解釋副作用是輕微且可逆的。

醫師	你想要	可能有用的方法
說到藥品太過於新穎，而希望能多一些臨床驗證的結果。	再次向醫師保證其安全性，希望至少能考慮試用一、兩位病人。	與醫師討論所有藥品必須通過的美國FDA之標準。向醫師表達願意提供質詢問卷的意願。把有關藥品安全性及有效性的證明再重述一遍。把與藥物應用範圍有關的期刊論文及研究報告當作佐證。仿單上有大規模試驗的副作用數據，或是上市後監控的數據可供參考。 另外，可以告訴醫師國內已經有那些醫學中心採用。
不願相信這些證明。（你們都是付錢買試驗結果的。）	避免引起爭執。	「我們絕不會花錢買這些試驗結果。它們全都是由受敬重的醫師所做的試驗的結果。試驗設計嚴謹，而且期刊發表也經過同儕審閱。」
不喜歡你的公司。	試著找出一些可以改善彼此關係的方法。	尋找這種態度的原委。要信守你所做的任何承諾，也要做好需要公司配合的約定。千萬要記得，在你開始做簡介以前，先排除這種不友善的氣氛。
不喜歡你的推銷簡介。	找出其原因。嘗試用別的方式替代。	看看是否能做些什麼改變，而且也要確定你遵守任何的約定。可以邀請醫師做一次圓桌討論，或乾脆用動態影音做簡介。

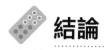結論

身為 MR，代表你必須要能夠應付一整個醫療團隊，可能包括醫師的祕書、接待人員、護理師，當然還包括醫師和藥師。亦即，你必須把產品的優點，和你能提供滿足醫師需求的資訊服務，都能用來說服整個醫療團隊裡的每一個人，這就是所謂的藥品銷售。

與每一位醫療團隊裡的成員合作，最重要的關鍵在於要能尊重他們的意見。當你知道護理師們都很清楚如何應付推銷人員的原則，你就要試著在不干擾他們職責的情況下，順利通過這一關，才能見到醫師。如果你懂得醫師關心的是藥品的副作用，那就要知道你要怎麼樣讓他相信，你的產品的安全性是沒問題的。要體認他們所關心的每件事，也要找機會談談這些事。如果你單單只是不斷地強調這種瑣事不值得關心，那只會惹火醫師而已。

在開始進行這次的銷售簡介之前，因為你可能還不知道醫師真正關心的是什麼，所以如果你可以讓你的銷售活動保持彈性，將會是很值得的一件事。如果醫師對於你的產品有任何反對意見，那麼即使你之前把這次的銷售活動準備地盡善盡美，你還是不及格。最好的應對方式是仔細聆聽，詢問一些問題來澄清，同時解決醫師可能有的問題。藉著傾聽，你將能夠針對醫師的需求及關心，調整你的銷售簡介。

複習重點

1. **當你在醫師辦公室（診所）的接待區內等候時，你應該要：**

    a. 讓自己舒服點兒，看個雜誌。

    b. 向接待人員詢問是否能夠使用他們的電話安排更多的會談。

    c. 整理你攜帶的東西，並複習你所瞭解的醫師資料。

    d. 和護理師聊聊天。

2. **當你傾聽醫師的話時，你應該：**

    a. 打斷醫師的話，把他的注意力從反對意見中移開。

    b. 仔細傾聽，並對於他的問題有所回應。

    c. 假裝很認真聆聽，但還是照原計畫地介紹你的簡介內容。

    d. 反駁醫師的觀點。

3. **如果醫師提到他一直都在試用 X 品牌時，你應該：**

    a. 很快地告訴醫師，你的產品所能提供的利益點。

    b. 認定醫師瞭解你的產品的好處，而且大概也不會再繼續使用 X 品牌了。

    c. 批評使用品牌 X 是不好的選擇。

    d. 仔細傾聽，以瞭解醫師究竟是在試用，還是根本就在抱怨你的這項產品。

4. **當你和醫師見面會談時，你可以藉由觀察他們的……來瞭解他的想法：**

    a. 眼神。

    b. 雙手。

    c. 兩腳。

d. 身軀。

5. **當你滔滔不絕地向醫師介紹一項產品時，醫師很可能會覺得：**

a. 無聊。

b. 不安。

c. 聽得很煩。

d. 以上皆是。

6. **當醫師反對你的一項說法時，MR 應該要：**

a. 停止藥品簡介。

b. 辯解說這種反對意見是毫無理由的。

c. 認定醫師只是想試著停止你的藥品簡介。

d. 找出會產生反對意見的理由，並提供解決方案。

7. **接待人員或傳達室的護理師是：**

a. 一位在診所內，可以幫助你見到醫師的重要人物。

b. 你可以完全無視於其存在，因為她並不能開立處方。

c. 一位大忙人，只會問你一些無意義的詢問。

d. 就跟醫師一樣重要；可以把藥品使用的細節告訴她，而且如果
醫師不便見你，可以留一些行銷用印刷品請她轉交。

8. **如果醫師的眼神向上並偏左移，你應該要用些：**

a. 視覺導向的文字。

b. 充滿感性的文字。

c. 狀聲詞。

d. 肢體手勢及運動。

9. **那一種詢問可以在藥品簡介時，刺激醫師有所反應？**

a. 可以讓醫師知道你很感興趣的詢問。

b. 可以讓醫師想到你的產品好處的詢問。

c. 能彰顯需求的詢問。

d. 以上皆是。

10. **如果醫師提出一項反對意見，你可以認定：**

　　a. 你的客戶正在倒向你的競爭者。趕快壯士斷腕避免損失，停止
　　　推銷並迅速離開。

　　b. 醫師正在試著把產品的細節問出來。

　　c. 醫師對病人的照顧，及這項產品可以幫他什麼忙很有興趣。

　　d. 醫師很討厭推銷人員。

11. **當醫師反對你的講法或意見時，你應該：**

　　a. 隨時準備應戰，告訴醫師說他是錯的，而且要更加強調你產品
　　　的卓越。

　　b. 瞭解醫師所關心的事，並正面應對。

　　c. 假裝沒聽到這個抱怨。

　　d. 以上皆是。

12. **在處理醫師反對的說法時，最優先的步驟是要：**

　　a. 把這種說法轉個彎，變成一個你可以回答的詢問。

　　b. 將它轉變成一項抨擊競爭產品的論點。

　　c. 假裝沒聽到這種說法。

　　d. 質問醫師憑什麼這麼說。

13. **如果醫師抱怨產品的價格太貴，MR 應該要：**

　　a. 問出當地藥局是怎麼銷售這項藥品的，也許在那裡的售價超出
　　　你的公司訂價太多。

　　b. 藉著說明藥物的特點及好處，讓醫師瞭解其價值。

c. 試者讓醫師瞭解，其實其他同類藥的每日藥費或療程藥費是差不多的。

d. 以上皆是。

14. **要合宜地處理醫師的反對意見，MR 需要的是：**

a. 正確的態度。

b. 正確的技巧。

c. 正確的資訊。

d. 以上皆是。

解答：

1-c，2-b，3-d，4-a，5-d，

6-d，7-a，8-a，9-d，10-c，

11-b，12-a，13-d，14-d。

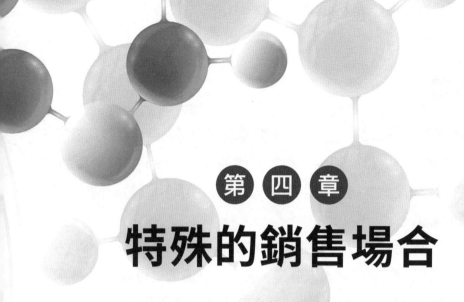

第四章

特殊的銷售場合

MR 有許多特別的機會，向醫師推廣並促銷他們的產品。

不管是在醫院，在影片播放時，或是在展覽會場，你都會有機會和許多平常不太容易見到的醫師交談。

而且在非正式的場合中，你可能知道更多有關於醫師的事。

但是就像任何一種銷售拜訪活動一樣，你在這些不同的場合中，必須要有特別的準備。

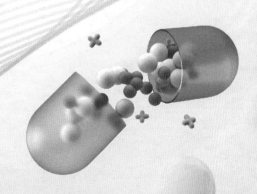

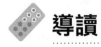 導讀

　　「機會是給準備好的人」，MR 在醫藥通路的拜訪時，會得到醫師、藥師，及其他專業人員，甚至是顧客的溝通機會，特別是醫藥產品的銷售，醫師往往沒太多時間可以做深入訪談，藥局藥師是一個合適的雙向溝通的管道。

　　本章節將告訴你可以與藥師互動，鼓勵藥師善用產品簡介與說明書，必要時可以向醫師與病人來解釋，維持良好溝通更可以掌握到藥局的庫存狀態與競爭者的行銷行動。而 MR 在醫院內展開客戶拜訪時，應熟記各科室的配置圖與重要人士姓名，與人保持友善，創造機會。

　　在外部的社交場合例如醫藥展覽攤位與學術研討會，都是與醫師接洽的良好時機，傳遞正確的產品資訊，讓每一次接觸，都能成為日後的長久關係，創造公司的良好形象。

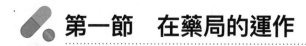

第一節　在藥局的運作

不管你想在那一個地區的銷售獲得卓越績效，你都必須要好好對藥局下些功夫。在你例行性的巡迴拜訪時，一定要到藥局打聽些消息；這將可以讓你和醫師，與客戶之間溝通管道維持通暢。在這一個章節裡，我們將會研究一些方法，讓你能夠維持，甚至擴大這些重要的管道。

藥局：一個雙向的機會

首先，讓我們研究一下，對 MR 來說，藥師與藥局的工作人員，為什麼是很重要的資訊來源？就像水可以在水管內做雙向的流動，透過藥局這個管道，也可以進行這種雙向的資訊流通。從一個方向來看，資訊可以從你這兒傳給藥師，最後會傳到醫師和病人那邊。而從另一個方向來看，在你的領域中，透過藥局這個管道，你可以獲得源源不絕且有價值的訊息。

現在，在藥局的櫥架上，各種藥品出現百家爭鳴的情況；病人與醫師雙方為了心安，會詢問藥師各種關於藥物的選擇、劑量、藥效強度、交互作用，以及副作用的問題，聽聽他們的意見與建議。對於藥師來說，當他們要提供一些藥品的訊息給病人與醫師雙方時，MR 對於藥品的介紹與描述，就會是一項很有價值的資訊來源。

事實上，如果考慮到技術性資訊的來源，MR 的重要性僅次於專業期刊。如果你提供藥師第一手資訊，對你的銷售會很有助益；不僅能向醫師推薦你的產品，而且可以把這些產品的資訊，精確地提供給醫師與病人。

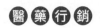

一項資訊的來源

當你蒐集資訊時，想要知道你銷售的藥品近況如何，最重要的一件事，就是密切地瞭解藥局的動態，知道它們近來在做些什麼？賣些什麼？重要的資訊包括：藥師最常零售的藥品有那些？那些醫師比較忙（較多的病人）？常處方什麼藥？以及最近競爭廠商在促銷什麼產品？

很明顯地，要維持一個雙向的資訊流通管道是很困難的。總是會有許多驚喜、許多延宕、許多問題，甚至會有人問你一些像是刮鬍膏在那兒的奇怪問題。所以完成下列這兩項目標，的確是對你技巧的一大考驗：1. 要讓藥師瞭解新知；2. 要蒐集資訊。

用對待醫師的方式來對待藥師

你應該要以對待醫師的方式，來對待藥師。要記得藥師們也很忙。因此要先處理最主要的任務，這樣子才能確保你不會遺漏任何重要的事。你的主要任務應該是產品的簡介、推薦，以及清點庫存。

在與藥師洽談時，最有效的技巧，應該是讓他們可以隨時得到你產品的最新消息；包括產品特性、價格、使用劑量的更動、仿單的更新，以及新包裝的形式。如果藥師能夠得到完整的資料，那麼你就可以確定，他會在社區內向客戶及醫師推薦這類產品。

就如你會向醫師們簡介你的產品一樣，你也應該向藥師做簡介說明。（回想一下在銷售訪宣簡介中，五項基本要點以及你可以運用的工具。）當藥師們被問到有關你的產品的特殊問題時，一些說明小冊子以及藥品其他的資訊，可以協助他們解決客人的困惑。

藥師通常會很想知道，你對當地的醫師做了什麼樣的簡介。這可以幫助他們適當地進貨儲貨，以應付可能出現的大訂單。藥師可能也會問一些有關於劑量以及副作用的資訊，並也會想知道如何處理副作用；這樣他們才能處理病人的困擾。

藥師所需要的資訊

藥師經常比較你的產品與其他競爭產品在價格上的差異。如果你可以提供最新價格變動的消息給他，你就算是幫上一點忙了。（反過來說，你也能夠得到競爭產品的價格。）

在某些時候，你可以禮貌性地請問藥師，你是否可以幫你的產品，很快地做個庫存量清點？要記住下面提到的事：

1. 在手邊要隨時保留一分最新的產品清單，而且要很清楚那些產品的庫存量較少？

2. 如果你可以馬上從藥局打電話給物流倉庫，瞭解是否有任何還在等貨中的訂單；藥師一定會很高興。

3. 練習你的商業銷售技巧。試著爭取與眼睛同高度之展示架位的機會，並整理一下產品的外觀，讓它在你說明簡介時，可以更有吸引力；也要把產品排列的方式做些更動，把效期比較短的產品擺前頭。這樣應該就可以減少藥品因為過期，而被退回公司的數量。

4. 找找在櫥架上是不是還有已經壞了或過期的產品，並且把它們取下換貨（藥師一定會很感謝你這麼做）。

把藥師當作資訊的來源

　　一旦你已經做好產品的簡介，你可以藉著問些問題，來扭轉資訊流通的方向。如果藥師在引導醫師處方的習慣上，扮演很積極的角色，那麼你也許可以藉著下面幾種方法，增加產品的銷售量。

1. 詢問藥師對於你的產品有什麼意見。打探一下個人的喜好，有時也很實用，特別是當你知道某些產品很受歡迎的時候。如果你和藥師的交情好到可以讓你探聽到醫師的處方習慣，以及顧客們的反應，那麼你就真的交到一位很有價值的顧問朋友了。

2. 在和你產品有關的治療領域裡，你可以請問藥師，在這個領域中，那一種是領導品牌。

3. 要瞭解最喜歡處方競爭產品的醫師是那幾位。這項資訊，對於你接下來，要做客戶分類及選擇那幾位醫師當作推銷目標時很重要。你必須要能夠利用你產品的競爭優勢，在銷售簡介中大力介紹。你可以把這類的消息，當作在拜訪醫師時，可以運用的技巧和線索。藥師可以告訴你那些產品賣得最好，以及是那些醫師開了這些處方。

4. 要問看看你負責區域內的醫師，有的是不是已經搬家，或者是不是有新的醫師，開始在這一個區域看診。

　　當你問了一些有關於特定產品的問題之後，你可以瞭解為什麼有些賣得差的產品，就真的是像死水一灘。舉例來說，是因為價格嗎？還是因為醫師們並不瞭解這項產品的特點和利益點。如果你探究的夠深入，也許你就可以設計適當的方法，來增進產品的銷售量。

把處方最多別家藥品的醫師當作目標

這裡有六項很有效的小祕訣，可以幫你認出那些醫師常處方別家的藥品：

1. 在你想調查的治療項目裡，列出五種與你相互競爭的品牌。
2. 把這張表拿給藥局的工作人員看，並問問這裡面有那些產品的銷售量很多。請工作人員把前兩名的產品點出來。
3. 詢問一下，那些醫師常會處方這兩種賣得最好的藥。
4. 找出這些開藥醫師，他們一天大概會處方幾次這兩種賣得最好的藥？
5. 找出醫師開藥時，每次開的藥量總共有多少？你每天從王醫師那裡拿到幾份這種藥的處方呢？
6. 你可以問問：王醫師通常是因為什麼樣的適應症，開這一種處方呢？

現在你已經掌握了一些重要資訊，而且也知道那些會開大量競爭產品為處方的醫師是那幾位。現在你知道列為目標的醫師是誰，也知道醫師正在用什麼藥，用了多少，還有為什麼樣的適應症開這個處方。

關於競爭者，藥師瞭解多少

最後，也許你可以從藥師那邊，取得關於你的競爭者的資料。最近他們用了那些促銷材料，簡介小冊子、贈品，以及樣品，做為促銷工具呢？藥師是最先看到這些簡介以及新的促銷活動的幾個人之一，所以他們能夠提醒你，有競爭者來了！

記入藥局檔案

你知道在你每次拜訪醫師時，所留下的那些很精確又資料豐富的客戶檔案，在你下一次拜訪時，會幫上很多忙；所以在拜訪藥局時，也可以試著做些相同的記錄。在兩次拜訪中間，大約數天或數星期的空閒時間裡，你可以回頭看看這些紀錄，把前一次拜訪藥局時的紀錄做些整理，也回想一下藥師的建言。利用客戶檔案裡的這些資料回想，要比單憑記憶空想來得容易。在客戶檔案裡可以簡要記錄藥師的建議，並記下藥局開藥數量頂尖的醫師，以及他們所開的處方。（請酌參表七）

子曰：一支小鉛筆比博學強記來得好！

表七　藥局記錄檔案

藥局名稱：		電話：
地址：		
藥師姓名： （所有人／購買人） 拜訪的最佳時刻： 排名前三名醫師：＿＿＿＿＿＿、＿＿＿＿＿＿、＿＿＿＿＿＿ 競品前三名醫生：＿＿＿＿＿＿、＿＿＿＿＿＿、＿＿＿＿＿＿		其他：
日期： 庫存資料： 缺貨： 意見：		討論事宜：

日期：	討論事宜：
庫存資料：	
缺貨：	
意見：	
日期：	討論事宜：
庫存資料：	
缺貨：	
意見：	

 關鍵要點總結

1. 向藥師做完整的產品簡介，並鼓勵與感謝他們隨時隨地幫你推薦你的產品。把他在對醫師或病人解釋時，可能會用到的簡介手冊以及說明書，留下來給他們做運用。

2. 讓藥師知道你們最近的促銷活動，如果一項特別的促銷活動快要舉行，藥師也許想要多買一點儲備庫存。

3. 隨時更新價格清單。

4. 確認產品庫存量。

5. 商業技巧：有效地安排產品在櫥架上的位置，要注意有效期限。依照進貨先後順序排列，並把包裝做個整理。

6. 調查：醫師的處方。

7. 掌握競爭者的促銷行動。

第二節　在醫院的有效銷售

對於 MR 而言，醫院可以是烽火連天的戰場，也可以是挖掘不盡的金礦。以下是實用的小祕訣，可以協助你做好計畫、想好策略，達成高績效的醫院銷售。

1. 隨時帶份醫院的平面圖、門診時間表以及該會面的人士名冊。你甚至可以把你對重要人物的簡短描述記錄在客戶檔案裡，在未來如果遇到他們時，可以藉此認出他們，親切地直接用名字來稱呼。
2. 進到醫院後，先到藥劑部拜訪。你可以在這裡瞭解到接下來要怎麼走，有那些地方不宜去，以及有那些人可以會見。瞭解醫師處方動態及市場資訊。
3. 一層一層地看過整個醫院，培養你對這所醫院的感覺。你也許會想要到科部的辦公室拜訪，自我介紹一番，問些問題，再按問題點去拜訪。
4. MR 要避免在某些敏感區域閒逛。
5. 你有必要把下列的地點畫在平面圖上。（註：醫院牆上或許有平面示意圖）

科部辦公室 / 門診

1. 內科部
2. 小兒部
3. 神經部
4. 家庭醫學部
5. 腫瘤醫學部
6. 老年醫學部
7. 外科部
8. 骨科部

9. 泌尿部

10. 精神醫學部

11. 藥劑部

12. 病理部

13. 其他科部

其他科處室

1. 行政部門

2. 採購室

3. 醫學教育主任辦公室

4. 護理主任辦公室

5. 藥物諮詢中心

6. X 光放射影像判讀室

7. 住院處

8. 病歷室

9. 急診室

10. 圖書室

11. 收發室

　　要避免太過張揚，而且儘量不要擺出一副我就是 MR 的樣子。帶個可以夾在腋下的文件夾，而不要提宣傳皮包。把你的外套留在車內，或放在辦公室裡。換句話說，讓你自己看起來像是醫院的一分子。

　　最後，要保持友善。要以微笑迎人。在辦公室裡、在公車上、在電梯內，都要友善地與每個人打招呼。在你前往醫院的途中，你遇到的人可能是個障礙，但也可能是可以幫助你和醫務人員見面的引見者。

關鍵要點總結

1. 熟記醫院各科室配置圖。

2. 熟記各關鍵人物之所在地及作息時間。

3. 由醫院的藥局展開工作。

4. 與醫務人員友善就像你是醫院的同事。

5. 充分運用醫院網站上豐富的資訊。

6. 要瞭解醫院採用藥物的流程，包括藥事委員會（有的藥事委員會依專門領域，細分心臟血管、神經精神、抗過敏、胃腸及靜脈營養、抗微生物、抗腫瘤、內分泌代謝小組）、藥品管理組（負責藥品採購、藥品收付與管控、提供調劑單位藥品、評估與更新藥價、發佈藥品異動資訊）。要關注每一次的藥事委員會有那些品項新納入、那些品項被刪除，院方考量的因素為何，並且評估對公司競爭態勢的影響。

第三節　在展覽攤位 (Exhibit Booths) 的工作準則

在醫療展覽會場的工作，不但是一種很輕鬆愉快的經驗，也是很有效益的銷售活動。最近的研究結果顯示，在展覽攤位上與客戶接觸的費用約只是平常拜訪的三分之一。當你考慮到在展覽會場接觸到你負責區域的與會者，而不是在辦公室（診所）拜訪他們，你就會發現在這裡的工作是很有意義的了。

展覽銷售的真正差異

在展覽時的銷售活動，至少有三個主要的不同點：

1. **環境氣氛**

   打從周遭環境來看，就不一樣。在展覽時有一個展覽大廳，以及人來人往的群眾，有時候會不斷地看到新舊臉孔；每一位都在試著找自己要去的地方，或者是只想逛逛。有時候，突然會有聲音，或者是噪音，會引起知覺上的大震撼；還有此起彼落，互不服輸的展示場合。MR 可能待在一個有公司攤位的大空間，並以此為工作基地，單獨或和團隊專心地站了好幾個小時。在這種情況下，要保持自己的最佳狀態，也並不是很容易的。

2. **客戶來到「你」面前**

   當客戶踏入展示區，或只是暫時停在你的攤位時，他就已經來到你的地盤，而且表現出相當的興趣。你占有完全的優勢，完全由你來決定他的興趣應該有多濃厚，也讓你來決定是否乘勝追擊，

積極地說服他，以追求一個正向的結果。

3. **軟性銷售最好**

雖然 MR 在平常不一定是用強迫推銷的方式，但很重要的是，對於展覽會上的客戶，一定要用軟性的手法銷售。我們強調的是與平常的訪問不一樣：重點是在溝通，在促進良性互動，並建立公司及產品的長久且正面的印象。

(1) 詳細說明只宜恰當，不要強迫。

(2) 要不斷地提及你的產品，以及你公司的名字。

(3) 試探性的詢問只是想知道顧客對於產品的認識程度。

(4) 用平常心處理任何的異議阻力和反對意見；不要捏造答案。如果有必要而且有可能的話，詢問其他的 MR 以確認正確的資訊。

在展覽會上成功地銷售，你可以用一些傳統的原則

1. 整理你在會場展覽時的一些必備器材。確定展覽開始的時間，並且熟悉攤位上發送的文件內容及產品。還要些什麼嗎？負責的 MR 應該在展覽開始前，舉辦一個行前會議，讓攤位輪值者都瞭解這次展覽的主題與目的。每一位 MR 都要準備好處理那些常見的問題。

（補充：若是產品經理規劃的醫學會攤位展示，務必在行前舉辦會議，解說攤位的展示海報、醫學文獻、研究報告，以及問卷的內容。設定每一時段的攤位主責者，以便管理人員以及應付突發狀況。有時候，包括展示前的載送物品到展場、展場的物品配置、

工作分配、物品載送回公司等。）

2. 如果你沒有事先登記報名，把你的商務名片放在展覽登記處的櫃檯。你的名牌應該要掛在你的右胸前，這樣當你和與會者握手寒暄時，比較容易被看到。

3. 在展覽開幕的第一天，做好計畫，並至少在開始前三十分鐘就抵達攤位；以便打開那些文件箱，並把展覽資料布置妥當。

4. 快速巡視展示會場，以便瞭解有那些競爭廠商以及其展示的訴求重點。

5. 從大會發放的節目表，瞭解演講時段和議題，以便掌握何時 coffee break，可能有大量的客戶到攤位來，做好因應。或是那些醫師發表什麼研究報告，可以當作日後和客戶交談的話題。

6. 竭盡所能地認識更多新的醫師、藥師，以及醫療工作人員；而不要只是把注意力集中在那些你先前就認識的人身上。

7. 鼓勵醫師在攤位處留名登記。這些登記資料常常在醫師回到所在地後，可以提供該地區的 MR 做進一步的接觸，是一項很有價值的資訊。並要記錄已寫在登記本上的特殊需求。

8. 維護環境的整潔。攤位要保持乾淨；在有需要的時候，就要趕快清理垃圾桶。有時候，你可以到走道上，從訪客的角度看看自己公司的攤位。你也許可以看到有必要改進的地方。

9. 不要沒有人照顧攤位。這會讓客戶產生一種「我不在乎」的印象。

10. 在攤位內如果有兩個或兩個以上的 MR，要避免聚在一堆而嚇跑客戶。相反地，要分散開來迎接訪客。

11. 開始接觸。

　　以下是實際執行的步驟：

(1) 首先，試著做些眼神的接觸。如果訪客看起來樂於接受，或只是在猶豫，就直接跟他們打招呼。如果空間夠的話，請他們到攤位內坐坐。

(2) 藉由一些很平常、開放性的詢問，或者是和攤位主題有關的問題，來打開話匣子。

(3) 看看每一個人訪客的名牌，以確定來人該用醫師，或者是直接用名字稱呼。

(4) 試著瞭解醫師的個性，並且要小心各專業人士之間的不同。你可以藉此提出一些看法或幽默。

(5) 要保持眼神接觸的專注，並且仔細傾聽。

(6) 當攤位實在很擁擠時，試著把每一個訪客都納入對話之中。跟在旁等待的人打個招呼，並提示他們你很快就會跟他們在一起。如果另外一位同事要應付太多的訪客，要適時伸出援手。

(7) 如果事情進展的比較慢，不要全部湧到一個有興趣的客人身旁。

12. 讓對方產生好的第一印象。

(1) 穿著正式，以表現專業的風範。

(2) 要注意使用肢體語言。保持良好的姿勢，讓你自己看起來很輕鬆而又有自信。在活動時，保持警覺而且維持興趣是很重要的。在展覽銷售時，絕對不可以忽視微笑的力量。要避免滑手機或是坐著發呆，以及嚼口香糖。

(3) 要隨時準備好迎接訪客。讓你自己隨時都可以談些非正式的話題，並且要準備好提供一臂之力的協助。

13. 把話題轉移到你的產品上。轉移話題是當你在試著把對話從一個

主題，改換到另一個主題時，最後跟產品搭上線的一種常用的銷售技巧。話題轉移是展覽銷售一項重要的關鍵步驟，而且可以在任何適當的時候運用。把話題轉移到你的產品的方式包括：

(1) 把話題跟大會主題連上關係。

(2) 把話題與展示主題連上關係。

(3) 平常的對話。

14. 有的醫學會議主辦方要求其會員到每個攤位報到，完整的報到是取得學分的一環。一方面是回饋廠商贊助攤位，也是鼓勵會員到訪各個展示攤位，瞭解更多資訊。在展示攤位的 MR 除了協助醫師完成報到手續，也要把握機會，做有效率的藥品行銷。

15. 如果在整個活動結束之後，只有少數一些比較昂貴的東西留下來，那就把它們加到你的存貨清單上。如果還留下很多昂貴的東西，那麼就打個電話回公司，討論一下如何把這些運回去。

在醫學會議時，展覽會場的工作可以將平常的銷售活動增添一些色彩。你可能會見到許多在你自己區域內的與會者，但是你也會遇到許多從別的地方來的新客戶。這些登記與會的人士都是對你公司的產品有興趣，才到你公司的攤位。他們來到公司的地盤上，不論訪客的執業所在地是否你的負責區域，都要用心、誠懇、專業地對待。

要記得，如果你的態度溫和，謙謙有禮，風格專業，將可以讓未來的銷售與成長不可限量。

關鍵要點總結

1. 不管你是單獨地在展覽攤位上工作，或是和整個團隊一起參與一項大型會議，基本的展覽銷售原則都一樣。遵循下列這五個步驟，那你就可以為公司成功的表現，付出一分心力。

   (1) 要準備妥當。

   (2) 讓對方有個好印象。

   (3) 展開接觸。

   (4) 把話題轉移到產品上。

   (5) 運用軟性銷售。

2. 如果你能讓每一次的接觸，都化為日後長久的關係，那麼你的努力將化為展覽銷售成功的助力；你自己也能夠達成預期的目標，並得到應得的肯定。

第四節 影片放映 (Video Showings)

影片放映可以成為跟醫師溝通最成功的方式。也許你還不習慣播放影片，而且這種做法對你來說，好像很陌生。但是要瞭解你為何需要用影片放映來銷售，以及要怎麼做，的確是很重要的一件事。

為何要播放影片呢？

之所以要播放些醫學教育的影片，其實是有許多原因的。當 MR 在放映影片時，他可以在很短的時間內完成許多事。平均來說，一場影片大約花十二到二十幾分鐘。藉著影片，你可以用比較有組織、比較動態的方式，傳達一些訊息，但是卻不用擔心會出錯或忘了什麼。

1. 影片可以讓醫師們對於治療計畫及過程更瞭解，並讓他們更願意配合；也可以很明確地指出醫師所關心的事。
2. 影片可以幫你打下更好的基礎，以便讓醫師更能接受這些產品。例如，藥品的作用機轉的動態影像、特殊劑型在體內的吸收／崩散／分佈、治療阿茲海默症的藥物如何傳送到腦部、病灶改善的時間移行影像等。
3. 影片可以讓醫師對產品的印象更好，因為只有研發導向的公司，才負擔得起這種製作品質完整的影片。MR 的身價會因為影片的播放而水漲船高。醫師在這種場合中，心情會比較輕鬆愉快，而且他們也會相當感謝你付出的這些努力，才能把這個場合變成可以邊吃點心邊激發討論的會議。

播放影片額外的一個好處是，醫師可以說服其他醫師支持你的產

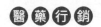

品。這樣的場合充滿著坦白與率真，而你總是可以確定，你所得到的任何推薦及承諾都是發自內心的。而且，如果醫師在他的同事面前，對一項產品做出承諾，那麼你可以確定，他在未來的日子裡，大概也是絕無二心的。

在把這項影片播放的工作做完之後，你會學到與人應對，以及許多關於協調處理事情的新技巧。

在醫院內如何安排影片放映

大部分的醫院都會想要有一些教育性的醫學影片節目。這是它們持續協助其員工，提升專業知能的長久性計畫。在某些醫院裡，這項任務是醫院教學副院長、門診臨床事務負責人、資深住院醫師、或是科部主任的責任。如果你找對醫師，討論這方面的事宜，你發現兩人相見恨晚，就好像在跟某位一直都在群眾裡尋你千百度，驀然回首，那人正在燈火闌珊處等你來接洽事務一樣。

你的第一步就是向主其事的醫師簡短介紹或重點歸納你公司的影片，接下來問對於在醫院裡播放你公司的影片是否有興趣。確認可行後，規劃播放影片的細節，包含：

1. 放映的日期、時間、地點。
2. 參與的醫師人數。
3. 例行性的活動（週會、學術會議等等）。
4. 主持人、講評人、提問討論人與議程。
5. 與你接觸的醫師的電話（或是 LINE、e-mail）。

接下來進行公司內部流程，你可能需要醫學事務部門和／或行銷

部門的核准。最好請另一位 MR 支援，以便把難得的機會做到盡善盡美。在你完成內部流程後，要確定你和下列的醫院工作人員做好接洽事宜。

1. 安全警衛：這樣子你才能夠把你會用到的播放器材搬進搬出。首先要確定的是，你真的拿到了一張通行證。

2. 電氣管理人員：你需要知道醫院裡有那幾種可以使用的插座，以及連接播放影片的電腦所需的視訊連接線、延長線、遙控器等。另外，請教操控螢幕升降、燈光，乃至於會議室空調等的操作。

3. 倉庫管理員：確保你在預定播放的日期和時間，取得放影片的螢幕。

4. 守門人：負責保管每一間會議室的鑰匙。你也許會想要跟他講好在影片放映時，你打算安排座椅的方式。

座位安排

要確定座位安排的方式。禮貌地讓大家把前幾排位置坐滿，讓遲到的人入座時不至於影響到所有的觀眾。要竭盡心力邀請科部主任和關鍵的主治醫師出席，留意座位的安排。

放映時間

如經許可，你可以一大早，就把展示品放在醫院的大廳，或者是一個會有許多醫師聚集的地方。如果會議廳的入口不是在角落，你可以試著在會議廳外面擺上那些東西。

幫你的展示品做好平面宣傳：在海報上明白公布這次影片放映的

時間、主題，以及地點。

如果可能的話，試著把你當天在醫院的其他銷售活動，做個仔細的安排；這樣你就可以在產品簡介結束後，給醫師一些最後的叮嚀，例如說：「醫師，我可以邀請您今天到會議廳，來看一場有關於《什麼是骨關節炎的真正元凶？》的影片嗎？」

在影片快要播放以前，你主要的工作，應該是盡可能地找到醫師來參與觀賞。千萬要記得，醫師都很忙，而且許多都很健忘。為了達到最好的效果，你大可再麻煩醫師的祕書，請他們記得提醒醫師。

在整場放映中，和負責活動的資深醫師坐在一塊兒，這樣你才能夠好好地協調節目的進行。如果可能的話，在影片正式播放前，向負責的醫師做個內容簡介；這樣他才能夠在開始的時候，做引言介紹。或是，允許你在影片播放前做簡介。

為了確保大家都能夠熱烈地參與這項活動，你可以麻煩一些身為小組領導人的醫師，事先讓他們知道，你打算請他們發表一些對於影片內容，以及其所提到的治療方式的建議。如果可能的話，選一些從別家競爭者改用你產品的醫師來發言，可能會比較好。

當醫師們都來到會議室，你要前去接待，並提供影片說明的簡要介紹。使醫師們確定要看的影片主題，不至於搞錯廠商或產品，也不會因為太無聊，而失去興致。

影片播放最好的情況，就是你有機會和負責這項教育工作的資深醫師，共同邀請其他醫師來觀看；而每一位觀賞的醫師也認同這種新的資訊管道。畢竟，你還是想要讓所有醫師都感覺不錯。

當影片播放完了以後，讓資深的醫師接手，請他發表一點簡短的結論。你也可以熱心地再強調，醫師們剛剛在影片中看到的東西。然後，

你就可以開放時間，讓大家討論；而你可以隨時應付所有可能出現的問題。當你被問到像是下面這種問題時，你就算是中了第一特獎啦！

「這的確是一段有趣的影片，可是你的公司是否提供任何治療之方法？」

當你手邊早就備妥臨床文獻和證據，相信你的答案必定可以化解醫師的疑慮；而你將可以得到熱烈的迴響。

 關鍵要點總結

1. 與適當的、有決定權的人安排影片的播放事宜。
2. 取得所有有關影片播放的地點、時間、場合，以及可能參與人數的資訊等等。
3. 協商醫學事務部門和／或行銷部，取得與核准可以做簡介放映的影片檔。
4. 安排好座位。
5. 好好經營醫院和這次的放映活動，以得到最佳效果。
6. 會議室內的燈光不要全暗，一來避免人員走動時的危險，二來避免聽眾打瞌睡。
7. 請其他 MR 支援，協調相關的工作細節，減少失誤。

不管是什麼時候，你都應盡可能試著安排影片的放映。從過去的經驗來看，這是正面影響醫師的絕佳方式。主要原因是影片播放時，會創造出一種融合教學與銷售的社交互動。因此，花在安排與準備的時間和努力，通常會遠比做良好的人際關係，所花的時間和努力更有價值，並得到產品的好評。這是正面的投資報酬率。

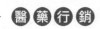

第五節　經銷商的銷售人員

為何委託經銷商？

藥商評估產品投資組合、人力規模與成本、市場經驗等，將部分產品，在某些通路，委託給在該領域和 / 或通路有經驗和 / 或強大人脈的經銷商銷售。藥商的 MR 和經銷商的銷售人員保持良好的互動，交流並分享市場情報，會是互利互惠的。

下列有十四個好方法可以達成這個目標。

1. 討論特定客戶。瞭解客戶們的信用紀錄。例如，客戶每次付款的速度有多快，以及他們目前是否仍和我們做買賣。要瞭解客戶目前狀況的原因。你可以協助蒐集、提醒、追蹤這些沒有完成的契約，並解決問題，以便讓失去連絡的客戶可以重新跟我們做買賣。

2. 要把促銷活動的消息傳達給經銷商。提供行銷用品宣傳文件和海報給他們，也可以熱心地強調你公司的系列產品。

3. 要瞭解你的公司可能可以擴展的業務範圍。你可以問經銷商有關於每個城市或鄉鎮對產品的需求程度。這樣你會瞭解在這一個市場裡，每個城市的營業額可能會有多大。你也許要改變你的銷售模式：在小鄉鎮裡花少一點時間，賣少點東西；而集中心力，在擁有較多人口的城市努力促銷。

4. 瞭解為何產品延遲送達的原因。只要產品送達的時間晚了一天，就代表你損失一天的銷售機會。你的訂單是不是一定要透過銷售人員呢？為什麼呢？你是否知道每天的送貨行程？你知道每張訂單從確定、開立發票，到貨品送達，需要多少時間嗎？你知道經銷商的送貨車多久會來一次嗎？

5. 要知道產品的供應情況。最令人沮喪的就是在取得訂單之後，才發現沒有庫存可以供應。而 MR 可能在狀況外，直到被客戶質問時，才發現問題。

6. 要弄清楚所謂「庫存過量」與「貨源充足」的意思。這可以說明在某些特定的客戶銷售不佳的真正情況。要瞭解那一些產品的貨源很充足，而且還有多少存量。或許你會發現，其實銷售人員自己也沒有真正瞭解庫存的情況。他只是想讓你覺得他知道，但其實不是那麼一回事。

7. 討論一下你每個月的銷售計畫與交易目標。如果你每個月的銷售計畫都和業務經理討論過，那麼就很少會發生因為客戶不再往來，而沒有業績的情況。為什麼呢？因為在你真正開出訂單以前，你早就知道該客戶是否還有在往來。更進一步來看，業務經理檢視你的銷售計畫時，其實就相當於同時幫你確定每家客戶的信用等級了。你真的可以試試這麼做，那你將會對這樣的結果感到很驚喜。

8. 看看前一個月的銷售成績。如果 MR 不能分析瞭解之前成功的原因，那麼他就沒有辦法再度獲勝。或者反過來說，如果 MR 沒有辦法瞭解先前失敗的原因，那他就註定會重蹈覆轍。檢討銷售成績和產品目標配額的關係，並瞭解原因。

9. 要瞭解交易的成績。有時候經銷商的銷售人員會忘了下訂單這個步驟。要記得他們不只負責經銷你公司的產品，也同時經銷別家公司的產品。而且，他可能完全不會去管到底有什麼交易；也許業務經理根本就沒有收到任何交易的紀錄。這雖然很難相信，可是這是真實發生過的。

10. 要找出過期的產品。首先，在藥局的部分，儘快把它們移走。接下來，要向那些已經下了訂單，想要購買這些產品的醫師，取得他們的諒解，把這些過期產品移出原本的訂單。

11. 客戶根本沒有交易成功。和上述提到的那些已經訂了，但是沒有取得產品的客戶不一樣（就像第五點所討論的那些），這些客戶根本沒有下訂單。要瞭解為什麼會有這種情況。可能的原因之一，就是根本沒有人去找過他們。務必記得，如果客戶沒有下任何的訂單，我們就會損失許多的生意。從那些沒有與我們有交易的客戶名單，查出有那些醫師是和這些客戶往來的。努力直接對這些醫師促銷，那你一定可以創造需求。（補註：最好先向公司負責經銷商合約與業務溝通的負責人確認雙方契約內容涵蓋的客戶名單。）

12. 討論一下是否可以重新開發新的顧客。要讓經銷商的銷售人員，以及／或者是公司內相關的主管知道，你這項重新開發新客戶的計畫，這樣他們才能夠把這些客戶的正式信用情況，以及可能的安排，向你做簡介。

13. 討論信用紀錄的備忘錄，以及其原因。這樣做，可以避免你和你的公司在未來蒙受重大損失的可能性。

14. 交換市場資訊。討論新產品、新的銷售人員、新的醫師、新的藥局工作人員、拜訪藥局的最佳時機、其他公司的銷售情況、最近的醫學年會或是學術研討會。你也可以知道許多有關於其他公司的價格的調整與交易情況。

關鍵要點總結

1. 與經銷商的銷售人員維持良好人際關係充分交換市場資訊。
2. 確立跟催訂單及送貨流程以免貽誤商機。
3. 明確知道庫存情形及客戶的消化狀況。
4. 保有及挽回好客戶。
5. 掌握客戶的信用狀況。

第六節 善用電話

　　這裡有些方法，可以把你浪費在電話上的時間減到最低，而且可以確保你能夠清楚而明白地傳遞你的訊息。

1. 在打電話之前，將你想講的重點事項都記下來，才不會到時候遺漏重要的事情。

2. 如果你想找的人不在，試著從別人那兒得到你想要知道的資訊；而不要只留下電話號碼等他回電。

3. 如果你想用電話連絡以安排會面事宜，試著在打電話時就把所有的事情都解決。

4. 在你回電時，依重要性的順序重新做安排。

5. 如果你在電話的這一端還有人纏著你閒聊，明白地跟他們說聲抱歉，讓他們知道你的時間有點緊迫。

6. 如果你需要一些必要的資訊，才能夠開始處理重要的事宜，那麼盡可能在一大早就把這些電話打完。

7. 每次打電話時，都在旁隨時做記錄；在未來你很可能會需要這些紀錄做追蹤。

8. 要有商務及專業人士的表現；不要害怕掛斷電話。要主動控制電話時間的長短。

　　另外一件很重要的事就是，在使用電話時，你不能浪費時間，而且要像親自在現場一樣，謹慎地代表你的公司。我們有時候難免在遣詞用句上，會有點輕忽不在意，但對於電話另一端的人來說，他會根據你的用詞與電話禮節，認定你是一個什麼樣的人。你在電話裡如何應答，也許只是你的一部分形象風格，但是任何一位接到你電話的人，

都會依此把你傳來的印象給散佈出去。你可以遵照下列建議的標準禮節，提醒自己應該怎麼在電話上與他人應對。（請酌參表八）

表八 善用電話

不要說	要說
你是誰？	我可以請教一下是那位來電？
誰打的？	我能夠跟他說是那位來電的嗎？
你是誰？	請問我可以代他收個口信嗎？
	我能夠請他再回電給您嗎？
你叫什麼名字？	請問我可以請教您的大名嗎？
	我很抱歉，但是我還是不太清楚您的大名是？
	我很樂意幫您的忙，可是我可以請教您的大名，怎麼稱呼您呢？
你的地址是那裡？	方便請教您的地址嗎？
你的電話號碼是多少？	方便請教您的電話號碼或手機號碼嗎？
這個電話號碼是多少？	請問我可以請教您的電話號碼嗎？
你想跟他說什麼？	湯先生目前不在辦公室，我可以幫您什麼忙嗎？
你想要知道什麼？	有什麼我可以幫忙的？
請你有屁快放！	很抱歉，我聽不到您在說些什麼，請您稍微說大聲一點好嗎？
等一下。	請您稍等一下，先不要掛電話，等我幫您查查這件事好嗎？
你等等。	這可能會花點兒時間，不知道我再回電給您好嗎？
不要掛。	可不可以麻煩您先不要掛電話，我幫您查一下這件事是怎麼了好嗎？

不要說	要說
（在掛斷前什麼也沒說）	可不可以麻煩您稍候一下呢？我想要看看我們這一方面的紀錄。不知道您願不願意讓我拿到資料之後，再回電給您；還是您願意等等呢？
在讓對方久候之後，說「那個今天早上就沒貨了，價格是……」	我現在有些麻煩要讓您知道一下。張先生，謝謝您等了這麼久。朱太太，很抱歉讓您等了這麼久。
你必須……	我們是想說不知道您可不可以……
你一定要……	對您來說，不知道這樣子是不是方便……
你得……	請您務必……
很重要的一點是……	可以讓我提醒一個重點嗎？
他正在開會	他現在正在會議中。
	他正在講另一通電話。
	他現在正在和別人會談。我可以幫您什麼忙嗎？還是再請他回電給您？
要避免下列這些表達方式	
拜拜	先生
等會兒見	女士
說實話	耶
那再見囉	小姐
我們不知道我們正要去還是要回來	好啦
	沒問題

關鍵要點總結

1. 妥善利用電話為銷售利器。

2. 注意電話禮儀，培養個人風格。

3. 現在智慧型手機普遍，簡訊和 LINE 的使用普及。建議取得客戶的手機號碼和 LINE ID。打電話給客戶之前，先用簡訊或 LINE 確定方便通電話時間。傳送訊息之前，務必檢查內容，確認正確無誤才按鍵送出。此外，貼圖和表情符號 Emoji 豐富多元，但是，在商務場合要謹慎使用，避免引起對方反感或誤解。

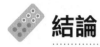 結論

　　MR 除了平常的銷售拜訪活動外，會有許多機會可以大大增進他們的營業額。拜訪醫院或是藥局時，你可以得到一些有關於你醫師的處方習慣和需求的資訊；在你負責的區域市場內，這可以增進你銷售的成效。

　　但是即使你的負責區域調動離開原來負責的區域範圍，也可能會受益良多。展覽攤位與學術研討會可以讓你有機會，和你的客戶們做些社交性的會面，因而可以知道他們究竟在想些什麼，以及你要怎麼做，才能讓他們更有賓至如歸的感覺。

　　影片放映是另外一種你可以運用的技巧，它會讓醫師身處一個比較輕鬆、非正式的場合，可以增進他們對於你產品的支持。醫師會衷心地喜歡你所提供的所有資訊；而影片的放映，將是一個可以讓他們趕得上時代的方法。

　　但是你也有必要維持一定的高水準，你必須讓醫師認定你是一家成功藥廠的優秀 MR 才行。

複習重點

1. **專營零售的藥師可以提供你：**

   a. 買非處方藥時的折扣。

   b. 有關於你的醫師的處方習慣。

   c. 如何逐漸地解決競爭者的祕訣。

   d. 如何詳細介紹藥品的建議。

2. **當你在拜訪藥局時，你應該：**

   a. 對藥師做一場完整的產品簡介。

   b. 讓藥師們知道有那些促銷活動。

   c. 更新價目表。

   d. 以上皆是。

3. **當你在醫院裡做訪問宣傳活動時，你應該：**

   a. 到藥劑部／藥庫去，找出那些地方是 MR 的禁區。

   b. 在每一層樓都大肆宣揚你是 MR 的身分。

   c. 闖進每個部門，不必在乎什麼應遵守的禮節。

   d. 以上皆非。

4. **展覽攤位總是最有吸引力的，因為這時候：**

   a. 附近有很多文獻和資料。

   b. MR 們會群聚在一起。

   c. 展覽攤位很乾淨。

   d. MR 們在展覽攤位抽菸。

5. **影片的放映常常很有成效，因為：**

   a. 醫師很懶惰，而且他們在影片放映時都會睡著。

b. 科部的主任會強迫醫師們開立這些處方，並做下承諾。

c. 輕鬆非正式的氣氛，可以激發大家的興致。

d. 醫師喜歡免費的東西。

6. **你應該要對一位藥師做詳細簡介：**

a. 簡明扼要，因為藥師根本不會去買。

b. 只介紹非處方藥。

c. 待之如待醫師。

d. 以上皆是。

7. **在一家新的醫院中，你應該要找尋：**

a. 急診室。

b. 產房。

c. 主要科部的辦公室。

d. 禮品店。

8. **在一場大型學術研討會或攤位展覽之前，你應該：**

a. 仔細研究要展示的文件與資料。

b. 用額外的資料來填補產品線之間不足之處。

c. 將你的展示者的名牌，明顯地別在你的右胸前。

d. 以上皆是。

9. **在展售攤位時，MR 應該要：**

a. 保持開放的心態，隨著準備回答任何問題。

b. 背對著訪客，這樣你才不會嚇到他們。

c. 和其他的 MR 聊天，讓參觀者能夠以他們自己的速度觀看展示品。

d. 和你很熟悉的醫師熱切地打招呼，而忽視沒見過面的訪客。

10. **在影片展示時，有許多細節要注意，包括：**

a. 檢查電路的種類、電線的接頭、延長線、電腦連接投影機的訊號線等。

b. 得到負責醫師的允諾。

c. 安排適當的日期和時間。

d. 取得一面螢幕以及可以進入會議室的鑰匙。

e. 以上皆是。

解答：

1-b，2-d，3-d，4-a，5-c，

6-c，7-c，8-d，9-a，10-e

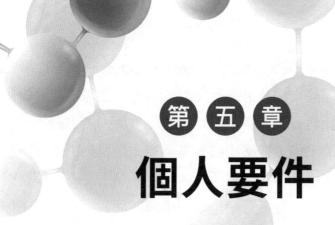

第五章

個人要件

醫藥行銷人員為完成工作任務,有四大關鍵重點:

1. Knowledge(知識)。

2. Attitude(態度)。

3. Skill(技巧)。

4. Habit(習慣)。

知識可透過課堂學習,技巧可透過不斷練習,練就一身功夫,但態度需要個人觀念正確,認清自己之職務目的,養成良好的工作習慣,展現個人風格,確實完成工作職掌,才能達成公司預期目標。

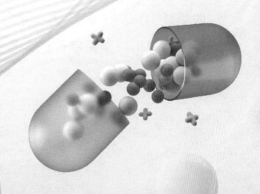

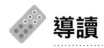 導讀

　　個人要件就是個人的核心職能（Core Competencies），從事醫藥行銷的人員除了對醫藥市場及通路環境的認識外，還需要瞭解如何編寫銷售計畫及執行銷售行動方案。平時也要注重個人能力的提升，醫藥行銷是一門專業的工作，醫藥相關的專業知識是要靠不斷的學習吸收，才能應付新的市場競爭及商業環境的變化。個人認為瞭解醫藥行銷人員的工作內容以外，醫藥行銷也是一項需要面對面對談的工作，所以對個人專業形象的塑造特別重要，及如何提升個人工作職能，與是否能勝任醫藥行銷工作息息相關。

　　本章節，除了詳細說明醫藥行銷人員的工作內容以外，另外特別提到形象塑造（Personal Image）以及商業禮儀（Business Etiquette）的學習，這是爭取客戶第一印象的基本能力。另外強調協商（Business Negociation）的技巧，可以應用的範圍很廣，在商品的議價及合約的簽訂都需要相關的協商技巧。另外，醫藥行銷不單單只是要會介紹產品、說明公司的營運策略以外，很重要的是要瞭解客戶的需求（Customer Needs），所以養成傾聽客戶（Listening Skills）的習慣及能力很重要。這部分都是關於人力資源發展的範圍，平常多參加一些企業管理的課程，就可以學習到相關的個人能力提升的機會，希望醫藥行銷人員除了對公司產品的專業知識的重視，對醫藥市場的資訊的收集能力以外，對於個人能力的專業的服務也要不斷的加強，希望本章節內容可以讓醫藥行銷人員的個人能力的提升，能更上一層樓。

第一節　醫藥專業行銷人員的工作職掌

職務目的：達成甚至超越負責區域的銷售及收款目標。

主要工作與職責：

1. 目標醫師的選擇與地區涵蓋率：基於工作需要，把握機會找出並拜訪最有業績貢獻的醫師。

2. 編寫拜訪計畫：記錄並且善用產品銷售訊息，設定拜訪目標，在拜訪客戶前，事先規劃與準備。

3. 精進銷售技巧：善用溝通技巧以及各種可利用的資源，以說服目標客戶使用你所推薦的公司產品，處方於適合的病患族群。

4. 維護與客戶的良好人際關係：有效地運用你個人與客戶的人際關係，探詢及滿足客戶未滿足的需求，促成公司產品的銷售。

5. 學習醫療與產品資訊：理解與學習目標產品疾病領域的相關醫療知識與治療技術，並把這些運用在公司產品的銷售上。

6. 客戶的選擇與地區涵蓋率：依據客戶特性與市場潛力，規劃區域拜訪的計畫與目標，包含經銷商、醫院、診所及藥局的客戶。

7. 事務處理的程序：把工作訂出優先順序。以前後相同的理念來建構完整的報告。

8. 資源管理：規劃與利用公司資源，做為有效運用以達成最大化業績價值。

9. 參加會議：參與並出席會議，並預先研究做好準備。

10. 辦理持續教育（Continue Medical Education, CME）的活動：安排並執行 CME 的活動，例如影片放映、醫師討論會、學術研討會以及專題討論會。

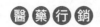

11. 管理經銷商的銷售人員：與經銷商的銷售人員合作，並敦促他們。每個月都與他們討論該月的銷售計畫，瞭解有問題的客戶，並監督每個月的銷售情況。（依公司不同而異。有的公司是由 Key Account Management 負責。）

12. 積極收款：收取到期的貨款，並拜訪信用可靠的客戶。（依公司不同而異。外商的 MR 多半不負責收款業務。）

13. 蒐集市場情報：提供商業情報給公司的行銷及相關部門。

14. 其他的促銷活動：安排其他方式的促銷活動，例如：免費義診、對護理人員及藥局人員現場說明簡介、產品展示等等。

15. 醫院處方集：將公司的產品，及時納入醫院的常用處方集中。

參考一

以下介紹日本的 MR 制度：

在日本，「医薬品等の製造販売後安全管理の基準に関する省令」（厚生労働省令第 135 号），對醫藥資訊負責人的定義如下：

醫療資訊負責人是指透過拜訪醫療相關人員等，收集並提供安全管理訊息，為正確用藥做出貢獻的人員。

醫療資訊負責人是在製藥公司工作，為醫師、藥師和護理師等醫療專業人員提供醫療服務，以便可以安全有效地使用其公司的藥品（醫師處方使用的藥）。除了提供有關效果的訊息、用法和副作用等資訊，也會從醫療現場收集情報。他們也被稱為 MR（Medical Representatives）。在 2020 年，有 83,260 位 MR。工作大致分為三項：第一是提供資訊，拜訪醫院、私人診所、藥局等，面訪醫師及藥師，使用宣傳手冊等，以說明其公司藥品的特性、品質、有效性、副作用及使用上的注意事項等，也應對來自醫療機構的藥物諮詢。第二是收集資訊，從醫師和

藥師那裡收集產品的有效性、安全性、品質等的藥品資訊。此外，收集醫療專業人員對藥品的期待或想法，向公司報告，從而促進新藥的開發。第三是資訊的傳達，將分析和評論所收集到的藥品的有效性和安全性的結果，迅速且正確地傳達給醫療人員。此外，還舉辦研討會以提供醫療和藥物資訊，也支援開業醫師和醫院醫師之間的聯繫等醫療相關人員彼此的訊息網絡。透過這樣的訊息活動，促進其公司藥品的正確使用和普及。但是，不直接銷售藥品。可以說是與醫師、藥師、護理師一起承擔醫療一端的職業。常用工具、設備、資訊技術等發表資料製作軟體（PowerPoint、Keynote 等）、個人電腦。

參考二

在日本，藥品批發公司的銷售職位稱為 MS（Marketing Specialist，行銷專員）。在日語中，它翻譯為藥品批發商的銷售負責人。MS 負責「處方藥」和「非處方藥（OTC 藥品）」的分銷和資訊提供。在 2022 年，有 14,265 位 MS。

超過 90% 的處方藥經由藥品批發商從製藥公司分銷到醫療機構和藥局。其餘的直接從製藥公司分遞送到醫療機構和藥局。

一半的非處方藥經由藥品批發商從製藥公司分銷到藥局和藥店。另一半直接從製藥公司分銷到藥局和藥店。

MS 的工作是將從製藥公司購入的藥品、醫材、醫療儀器等的產品銷售給醫療機構和調劑藥局。從中立的角度提供資訊，並提出滿足各個需求的產品也是一個重要角色。因此，不僅要瞭解個別廠商的產品特性，還要瞭解關於醫療制度和疾病的廣泛知識。此外，由於 MS 還有和醫療機構和藥局協商銷售價格的立場，因此還要有成本和利潤的知識。

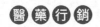

關鍵要點總結

1. 關鍵目標是訂來超越的。
2. 依照拜訪計畫，針對目標展現熟練之銷售技巧，和客戶維持良好人際關係。
3. 提供客戶必須之資訊，並蒐集市場客戶情報給公司。
4. 維護公司資產，並善用行銷資源。

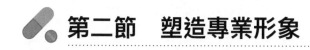

第二節　塑造專業形象

這是一個速食文化的社會。在你的一生當中，能夠塑造在別人心目中第一印象的機會，可能只有兩分鐘。從 UCLA 的 Albert Mehrabian 博士的研究中顯示，「一瞬間的決定」有 55% 是根據你所看到的，38% 是基於你聽到了什麼聲音，而 7% 是根據你聽到的話。眼見為憑，第一印象對個人專業影響最深。

你的專業形象就是你要扮演的角色。就像是包裝一項產品一樣，要能把真正的專業形象烙印在別人心中。切記，不要標新立異。在你塑造自己的形象時，很重要的一點，就是要能顯露出你的確與眾不同與專業的形象。這樣你的表現就會傳達出自信、創意以及專業學術服務的能力。

合宜的穿著以建立良好的第一印象

令人難忘的第一印象，必須要能夠給人有言行如一的感覺。你不能單單只用說話表達你的意思；也要能夠利用一些行為舉止與合宜的肢體語言表示。

穿著打扮及隨身配件要有彈性：不論何時何地，相信你的決定與直覺。在和客戶打交道時，要敏銳一些。在非正式場合，有些時候穿得輕鬆隨興些，的確會蠻有幫助的；但在正式場合要穿得正式嚴謹些，比較適當。

頭髮和指甲修剪整齊、乾淨。避免濃郁的香水與古龍水。男性的鬍子刮乾淨。

非語言溝通

面部的表情：臉部的表情可以告訴人們，你是不是可以親近的，還是開放的、有自信的、警覺心很高的、討人喜歡的等等。要儘量避免變成「罪犯症候群」的一員；這一類的人表現出來的，通常就是一張死板，如石頭般僵硬的臉。這樣的撲克臉，可能暗示別人，你沒有在專心聽，或者是你可能對你的公司感到很厭倦不滿。

微笑可以傳達自我認同，會激發自信心，而且會代表你有相當好的幽默感。當你不想表達你真正的感覺時，它可以當成是一面盾牌。微笑可以讓人們對自己的感覺更棒。其實你是在藉著微笑，讓人們知道你在肯定他們。

你頭部的位置會傳達肯定，或是否定的訊息。把頭低下可能是在暗示，你覺得沒有安全感，覺得怯懦或者是害羞。要避免你把頭偏到一邊，因為這是在暗示你沒什麼頭緒，或者是把事情想得太簡單。略仰的頭代表著你是一位有信心的成功者，而你的姿勢與聲音也會因此而更有力。點頭點得太多次，可能會被解讀為不安，過分地渴望，太想要取悅別人，或者你並不是真正在傾聽。

1. **眼神的接觸**

   眼神直接的接觸會傳達你很專心，很願意支持，而且也很真誠的訊息。要避免眼神飄移。直接看一個人的眼睛，一直都代表著誠實。這可以傳達善意，也可以讓別人知道他們對你很重要。

   當你看一個人時，要練習看整個的臉。先看整個臉的輪廓；首先你要把注意力放在一隻眼睛上，接下來放在另一隻眼睛；最後，再看嘴唇。這會讓你看起來很專心。如果必要的話，你可以藉著

寫筆記來抒解壓力。如果比較內向的人，一開始可以先從注視對方的嘴唇開始，轉而練習往雙眼的部位移動，比較容易適應眼神的接觸。另外，避免眼神不時飄向手機螢幕，這會顯得你沒有全心在意與客戶的交談。

2. **身體姿勢**

你的站姿和坐姿會影響別人對你的第一印象。直立的肩膀會給人一種權威及自大的印象。彎駝的肩膀，會把你自己喜好厭惡的印象給傳達出去。要避免太過僵硬，以免別人認為你太古板而不知變通。外觀上絕大部分的力量來自胸部區域。要避免把手交叉在胸前，雙手抱胸會看起來很具防禦性。如果你能開放胸前的空間，代表著你隨時準備放開自己來做溝通。

當別人進到你的辦公室，或是走過來跟你同桌時，不要一直坐著不動。你可以站起來介紹你自己。站起來代表尊敬，可以讓你看起來比較果決。站著可以讓你感到更有活力。而向某個人傾身過去，則可以暗示你很願意溝通。

要看起來比較輕鬆，你必須要改變身體的動作。要避免一直坐在有充分權威的位置，也要避免讓雙手做同樣呆板的事。手可以試試不同的動作。把你的一隻手放在扶手上，另一隻手放在膝上或在桌上。

3. **動作稍微停頓一下的好處**

在你要進入任何一個房間以前，應該先在門口暫停一下。有自信的人會藉著這個機會，讓大家知道他們的出現。絕對不要匆匆忙忙就去侵犯到別人的空間。不要跑進一個房間，也不要躡著腳尖，畏畏縮縮地偷偷進去。

停頓一下的好處，在於你可以藉此強調一些重要的想法。你可以利用機會以更強勢的姿態出現。這也可以給你一點喘息的機會，來扭轉整個局面；而且也因為沒有匆匆打斷別人的對話，可以讓你看起來更有禮貌。

4. **名片**

名片象徵一個人的身分。

去拜訪別人時，你應該先遞名片。 在向別人遞交自己的名片時，態度要恭敬，動作上也應該謹慎。一般情況下，有三種遞交名片的方法：

(1) 雙手的食指和大拇指分別夾住名片左右的兩端，禮貌地將名片送上。名片的正方向要對著別人，以表示對對方的尊重，使對方接到名片時方便去看，不必再倒轉。

(2) 將食指做彎曲狀，與大拇指一起夾起名片，恭敬地送上。同樣，名片的正方向要對著對方。

(3) 除拇指外，其他四指併攏，將名片放在手掌中心，並用大拇指夾住名片的一角，恭敬地送到對方面前。同樣，名片的正方向要對著對方。

接受別人送過來的名片，不可傲慢無禮，否則就是對人的不尊重。通常，我們要注意以下幾點：

(1) 用雙手接受別人的名片。如果你手裡拿著東西，應該先把東西放到一邊。實在騰不出兩隻手，你就要向別人說聲抱歉。

(2) 如果你一次性接到了多張名片，一定要對號入座，不能稱呼錯別人的名字，那樣會很尷尬。

(3) **有時對方會忘記給你名片，而你又很想得到，這時應該開口向**

對方索取。這會讓你贏得對方的好感,因為你的行為恰恰表達了你對對方的關注。

5. **握手**

在商務的場合中,與別人握手,是你第一個實際接觸某人的機會。人們常常會在數秒鐘內就決定你是那一號的人物。握手能夠提升隨後互動的品質,並產生更高的親密度和信任。當你伸出友誼之手,「所有的事情才真正地開始」。

使用右手掌互握,不要以指代掌。握手時請留意力道的拿捏,握太緊會使人產生抗拒,握太鬆則會讓人感到被拒絕,握的力度要恰好,才能得到彼此的尊重。如果可能的話,跟對方一樣用力就好。另外,握手建議控制在兩秒即可,太久往往只會造成他人的不舒服。為表示親切,握手時可上下微搖,但不可左右亂擺。也不要把指頭握到喀喀作響。

在論及生意的場合中,與初次介紹認識之女士見面時,通常不可遽行握手,僅微笑點頭即可。要小心握手時所傳遞的無言訊息。你手的位置可以表達你是強勢或弱勢的地位。當手向上轉,這代表著你願意服從;而向下轉的手,代表著你對權力的渴求。

當別人幫你做介紹時,要記得重覆一下對方的姓氏及職稱;例如:「王醫師,很高興認識您。」試著用正式的職稱稱呼對方,就算很熟也千萬不要直呼客戶的名字,表現出禮貌與尊重。

若是你有手汗的問題,要記得在口袋裡放擦手紙。在與別人握手前,先擦乾手汗。可以用熱水洗幾次手,那麼開始流汗的時間會延遲。

如果你正坐在餐廳裡,喝飲料邊等待時,要記得用左手握住你的

飲料杯。這樣可以避免用一隻濕冷黏黏的手與別人握手。

6. **手勢**

手勢可以傳達你的感受、想法，以及見解。手勢主要分成兩大類：溫暖與冷淡。溫暖的手勢，包括：接觸、微笑，向別人傾身並且利用表達意義豐富的手勢。冷淡的手勢，包括把手放在背後臀部，迴避別人眼神的接觸，不良的姿勢以及一些沒有意義的臉部表情。利用看到的影像，來強調你的說話，的確是很重要的一件事。你應該要利用一些合宜的動作，來強調說話的重點。要小心那些可能會打斷別人說話的動作；太過僵硬、太過緊張，或是會讓人分心的動作常常就是如此。此外，你要強調溝通時的自信，掌握局面的能力，以及溝通時態度是否真誠。

說話時，不要用手摀住嘴巴。這會讓別人覺得你缺乏自信，甚至可能會覺得你在說謊。要避免把指頭放進嘴巴，或是用手撥弄你的頭髮，或是梳理你的頭，或揉擦你的眼睛。要避免調整你的領帶、拉扯襪子、玩弄珠寶、一再地重新調整你的褲子或襯衫、調整內衣的吊帶，或是在衣服上挑些不存在的毛球。

要確定你的眼鏡經過專業人士的校正。如果你在看別人時，不要一直不斷地扶起眼鏡，因為這會讓你看起來很不專業，而且會讓你分心。你的眼睛應該要位於眼鏡中央。

言語溝通

要和別人建立更進一步的密切關係，在遇見他們時，記得一定要稱呼對方的姓氏和職稱。單單只用名字稱呼別人時，可能容易產生誤解，也不夠尊重客戶。如果你忘了某個人的職稱，你可以再自我介紹

一次，並誠懇地道歉；你可以說你剛剛「不小心又得了健忘症」。而接下來只要對話一開始，就用他們的職稱稱呼，這樣可以幫助你記得客戶。

在發言之前，要保持輕鬆，深吸幾口氣，然後把注意力放在緩慢地吐納，像嘆氣似的。當你在牽動臉部的肌肉時，順便深呼吸，這樣你就可以釋放一些在下顎、嘴巴以及喉嚨的壓力。

1. 語調與語助詞

要確定你從頭到尾，都是用同一種音調說話，來表達你的想法。當你的話快要結束時，不要讓語氣聲調掉下來。

要避免使用語氣連接詞，像是「嗯」、「喔」、「欸」、「蛤」、「呵呵」以及「你知道」。用太多的語氣詞，會讓男性看起來很不誠懇，也會讓女性看起來很懦弱。發音不標準或句子的語氣不對，也會減弱你訊息的力量。

要避免傷害別人的評論，以及不合時地的幽默。幽默是一把雙刃劍，如果用得不好，太頻繁，會讓你受到的傷害更深。

2. 口氣清新

口氣清新是與客戶面對面溝通時，最需要注意的問題。口氣味道太重，會讓人產生不好的印象。盡量避免暫時性口臭發生，譬如：在剛睡醒時，因為睡覺時唾液分泌減少，口腔的自潔作用降低，而產生難聞的氣味。同樣的問題也會發生在空腹時（飯後 2-3 小時後）、太勞累、熬夜或長時間說話等情況。另外，吃了氣味容易殘留在口鼻之中的食物，也會產生暫時性的口臭，例如蔥、蒜、燻肉製品、起司和乳酪等。

經常漱口或使用口香糖及口含錠，可以維持清新的口氣。

第三節　商務上實用的禮儀

能夠讓你馬上高人一等的指導原則。

商業禮儀不僅能展現溫文儒雅的風度，更是為了表示尊重、贏得信任而發出的訊號，目的是能將彼此關係向前推進，因此，商業禮儀是每個人必備的共通職能。常言道：「禮多人不怪」，知書達禮者必會讓彼此的關係更為融洽。

你和你的同事

要瞭解在你的辦公室裡，那些沒有明講的行為規則，包括：見面的規範以及服裝、對午餐時間的期待、維持辦公室隱私權的規定等等。把一般的常識跟辦公室裡的氣氛融合起來，你會比較有概念。

1. 商務性介紹原則是：先介紹年長或職位較高者；先說出最重要的賓客姓名，並尊稱女士／先生；接著說「容我為您介紹」，再說出年輕或資淺那位的姓名；介紹客戶給自己公司主管認識時，應先介紹客戶。例如：「王大明經理，請容我介紹這位是○○○。」

2. 見面時，微笑點頭。（握手的禮儀，請參考第二節　塑造專業形象。）

3. 要知道在介紹時，用簡單的一句「您好嗎？」就可以輕鬆地完成任務。

4. 不管是誰進到你的辦公室（除了因為工作需要而進出的同事之外），你都應該要站起來迎接，並且請他們坐下。

5. 要起身送嘉賓出辦公室，而且如果有需要的話，你應該送他搭電梯到搭車離去。

6. 辦公室裡播放的音樂，應該要合宜輕柔。

7. 辦公室禁菸，除非進入吸菸室，請不要就逕自抽起菸來。

8. 如果別人抽菸對你來說，的確是一種很嚴重的侵犯和干擾，你最好在他們點菸之前，禮貌地提醒他們。

9. 辦公室的八卦和緋聞是不受到歡迎的，請重視個人形象，並拒絕成為八卦的傳播者。

10. 不要在別人面前吃零食，除非你本來就是打算和大家共享的。

11. 試著不要因為額外的辦公室時間，就把小孩帶來，因為辦公室有許多企業機密的資料。除非是公司允許的活動（比如親子日）。

12. 在大部分的辦公室裡，最好還是用名字來稱呼同事以及部屬。

13. 依每個辦公室規定的程序不同，要先敲門，得到應允之後才能進入辦公室。在你開始和別人交談或詢問時，要先瞭解一下你是否干擾了原來的活動。

14. 要溫和有禮的說話。絕對不要從你的口中道聽途說，或講出恐嚇、嘲諷，或是自大的言語。

15. 說話的方式要誠實開放。雖然如此，遇到你不滿意之事，或是對於別人的一些直言進諫，還是在私下講清楚比較妥當。

16. 當你和所有的同事都保持著不錯的關係時，要明智地與人為友。不管是常常和同事在工作以外的場合交誼，或者是過度地封閉自己，都是傷害你自己的做法。如果你要把你的意見、個人的瑣事以及計畫，毫不保留全盤托出時，可能會傷害你，而且也會干擾到工作。

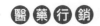
17. 如果你實在沒辦法和另一位同事處得來，至少要保留一些形式上的禮貌。公開抱怨以及有惡意的舉動，是不能夠讓大家所接受的。你一定要達成「停火」協議，之後再慢慢培養互相尊重的態度。

18. 當同事們真的有需要，你不妨為他們設想，提供一些你很有把握的協助；但是你必須確定他們並沒有打算利用你善良的本性。

19. 當別人幫過你的忙，你應該報之以桃李，給他們一些應得的信任。

20. 「三姑六婆」的存在的確會干擾到工作。你可以明白地回答「對不起，可是我真的得要回到工作崗位上了」，這樣通常就可以達到目的。

你和你的老闆

1. 要瞭解你的老闆的期望、時間表、習慣、計畫，和目標。什麼事對他或她是重要的？要注意；你必須要試著瞭解主管的需求，但是不需要拍馬屁。

2. 要找到你的主管喜歡用的溝通方式（信件、備忘錄、e-mail、通訊軟體、面對面會談……），然後用這種方式和他溝通。

3. 在會議結束之後，老闆和員工的關係就到此打住，不再有階級之分。

4. 與老闆保持友好的關係，但須切記；過分親密的關係會引火自焚。

5. 要讓你的老闆知道你在做些什麼。隨時照著進度工作進行，並定期回報，不要等著被提醒。

6. 絕對不要讓你的老闆難堪，特別是在公開場合。

7. 絕對不要恐嚇或背後批評你的老闆。獨斷的態度通常意味著你很

自大。

8. 要有風度地接受批評，不要開玩笑或是惱羞成怒地抵制。最好的回應方式是：「**是不是還有其他我應該知道的事，以便協助改進我的工作內容？**」

9. 要私下表達反對的意見時，請預先計畫如何巧妙地跟你的主管討論，提出問題時一定要有可行的建議做法，絕不要為反對而反對。

10. 如果你一定要抱怨辦公室的問題，應該從專業而非從私人的角度，來處理這件事。要有技巧地描述這個問題，而不要隨便責難。在心裡要先準備好許多可行的解決方案。

11. 如果你覺得你接下來應該要調薪，把自己準備好。寫下一些你對公司的貢獻，以及你所扛起的職責。安排一個方便的時機與老闆會面，把這些事實提出來。要心平氣和地接受一開始的可能反應。你可以問老闆，他是否認為你的確是一位有價值的員工，而且安排之後可以進一步討論這個問題的時間。

12. 要隨時都有參與工作、會議與會晤的熱忱。

13. 在你的工作崗位上，要能夠有效率而且有效果的做事；這樣可以顯示你的確是對你的公司、你的同事，以及你的雇主有貢獻。這類的明顯表現會讓你卓然出眾。

當你自己是老闆時

1. 用易懂的方式，說明公司的願景、使命、策略和計畫等，使員工瞭解、認同，同心協力。

2. 當你在敦促每一位員工，在團隊中努力工作之餘，也要藉著溫和

而不強硬的態度，持續不斷地努力增進與他們的關係。試著傾聽員工的心聲及讓自己有益於此團隊。

3. 明確地宣告每位員工的責任權限，並明白訂出你的期望和目標。

4. 要樂意接受員工回饋與反映的意見，並從他們都是各領域翹楚的角度來思考，而且要把他們看作是伙伴、同事、團隊成員、經理或是主管。

5. 要相信你的員工有自行解決個人及生意上困境的能力。你最多只要做到傾聽、諮詢，以及提供指正，最後還是要把問題解決的權責，留待他們自己處理。

6. 要透過發自內心的讚美與熱忱來建立對他們的信任。

7. 積極協助與支持員工的職涯發展。

第四節　協商

一條通往有利潤，長期生意的關係。

協商是行銷專業人員與客戶、雇主，以及同事之間，幾乎每天都會用到的應對方式。事實上，協商是生活的一種方式，特別是在這種高度競爭的健康照護領域之中。經過精心調整過的協商技巧，可以用來整合專業與個人的互動關係，進一步可以產生更穩固的關係，增進兩個團體之間的互相尊重，並可以產生優良而又有創意的解決方案，以解決問題。

雖說如此，在大部分的情況中，協商常被視為一種「必要之惡」，在不得已的狀況下才會運用；主要是把協商當作是在合約最後敲定前，將合約上的用詞與價格做最後定案的一種工具。許多行銷人員沒有辦法體認到，其實協商可以用在其他方面，可以產生更正面積極的效果，包括：

1. 產品與服務的最大價值化。
2. 關鍵客戶的時間與注意力，比方說是醫師、藥師、護理人員和其他的醫療相關人員。
3. 改善對醫療機構提供的產品與服務。
4. 贏過以低價競爭的公司。

成功的協商者，會遵循一些可以為雙方創造極佳好處，但卻不失其原則與道德的方式來進行溝通。通常協商的基本結果包括兩種，其一是雙贏的局面，另一個則是其中一者取得優勢，而對方落敗。一個雙贏的協商可以讓雙方團隊都達成一些目標，但常常並不全都是他們所期盼的；雙贏的結果能引導雙方發展出長久又互惠的關係。而一贏

一輪的協商產生的常常是「一面倒」的局面；雙方團隊大概都不寄望以後可以發展出持久的關係。

有效協商的遵循原則

1. 對於任何衝突／局面，一定有一個解決方案。
2. 解決方案必定可以同時滿足雙方團隊的要求。
3. 反對意見能夠轉化為互相瞭解。

協商的過程

　　成功的協商者通常會有幾項條件，其一是必須把客戶當作積極的伙伴，要能夠點出關鍵的問題，並可以達成最理想的雙贏目標。根據史塔林學院，也是「維吉尼亞員工生涯發展組織」的麥克林表示，要達到大家希望的目標，每一次的協商都必須建立在一系列的程序上：準備、建立期待的目標、探索各方的利益需求、交換提案，以及最後相互的認可。

　　「準備」是一項重要的關鍵，這一項常常被忽略，可是它卻是成功協商不可或缺的要件。協商者必須知道，要怎麼做才能瞭解自己本身的利益需求，同樣地也要知道客戶的利益需求。必須界定清楚每一個團體的需要及渴求，要能夠醞釀出另一種大家都能接受的結果，同時要做好萬一協商失敗時的準備，以及架構出一項最基本的提案。

下列清單可以在「準備」的階段協助銷售人員。

1. **立定目標與目的**

　　(1) 什麼是最後底線？

(2) 那一個項目是可以再協商的？

(3) 我方可以做那些退讓？

(4) 那些是客戶可能願意退讓的事項？

(5) 有那些事情訂有最後的期限？

2. **界定出討論的主題**

(1) 有那些主題可以協商呢？

(2) 有那些是客戶會關注的重點事項呢？

(3) 我方可以提出什麼提案呢？

(4) 在客戶與我方的立場之間，有那些是比較特殊的不同點呢？

(5) 我方會用那些策略呢？

3. **蒐集資訊**

(1) 我方對於客戶瞭解多少？

(2) 客戶的討價還價模式是什麼呢？

(3) 客戶的協商者是不是有權可以決定購買，是否有權與我們達成協議呢？

(4) 有那些優勢是我方可以帶到協商桌上的呢？

(5) 我方可以提供那些好處呢？

(6) 客戶的角色是什麼？

(7) 那些事與這些主題密切相關呢？

4. **營造一個正面的氣氛**

(1) 我方如何才能夠與客戶建立好的人際關係？

(2) 我方如何才能夠達成一個雙贏的結果呢？

(3) 我方是不是已經準備好要處理這種不同意見的場面了呢？

(4) 那些事項是最敏感的議題？

(5) 我方如何能夠辨別客戶所要的是什麼以及他的需求是什麼？

5. **明白列出讓步的原則**

(1) 對於一些有爭議的事項，我應該要有什麼樣的反應？

(2) 我能做多少讓步？

(3) 在什麼樣的情況下，我才會有所讓步？

(4) 在我做些讓步時，我會要求對方也做些什麼退讓呢？

6. **協議成交**

(1) 在成交定案時，雙方的協議要有多正式呢？

(2) 是不是雙方握手就算成交，還是需要一份正式的合約書呢？

(3) 如果一定需要的話，這個協議要經過那些步驟的許可呢？

(4) 在你的公司方面的情形如何？

(5) 在顧客那邊的情況又是怎麼樣？

(6) 還需要那些實際執行的步驟呢？

溝通：通往成功協商的關鍵

如果彼此一開始就有共同的期待，就能澄清雙方團體的目標和目的；進一步可以幫助協商者，用一些原先雙方所公認的價值與能力，把整個主要問題的癥結帶出或「架構」出來。要發展一種可以「肩並肩」奮鬥的關係，就必須將協商建立在互信、互重、誠信，與可靠的基礎上。如果彼此能把焦點放在實際上的興趣與需求，而非互相做些命令及要求，並且能妥善處理競爭與合作之間的緊張局面，那就會有很大的機會可以協商成功。

這個階段的協商應該是正面的，而且應該能獲得彼此的認同；同

時也是建立在誠信與合作的大環境下。如果準備與安排妥當，銷售人員一開始的角色，就是要一項一項地指出有供需落差的部分。這會讓客戶慢慢地有機會可以考慮更多，並可接著提出問題。

和客戶討論他們的理想目標，可以提供一個瞭解他們興趣與喜好的機會。銷售人員必須知道要如何從每個人的立場中，瞭解真正的期待利益，並且要能夠迅速地瞭解各種需求、期待，與每個人所關切的重點。成功協商的關鍵，就在於能夠和客戶溝通：問一些開放性的問題，主動地傾聽他們的反應，並保持彈性，隨時準備應變。

在這一個階段，如果能夠交換彼此的提案，無論是正式還是非正式，不管是用寫的或用說的，都可以給雙方一個機會，一起建立一套解決方案。成功的 MR 會強調交換提案的目的，是讓客戶能夠得到可以解決他們需要的方案。藉著向客戶強調，MR 會考慮到各種合理的解決方案，也會遵照公平合理的標準來協商，可以增進 MR 的整合能力。

小心言辭上的計謀

在協商的棋局結束時，如果另外一方發現你一開始是利用計謀，來取得不當的利益時，就會引起他強烈的反感。業務代表在使用謀略時，應該要非常謹慎。

1. 你可以把握機會悖然大怒，以獲取一些好處。
2. 在提案中隱藏一些牽扯到其他事情的條款。
3. 在協商快要結束時，多要求對方做一些小小的讓步，或是突然做一項很大的要求。

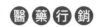

4. 獅子大開口以便讓對方透露更多的消息。

下面是其他一些在協商時所用的手腕，實在不合道德而不應該被使用。

1. 在協商的會議中，產生肢體衝突。
2. 偽造公司或產品的資訊或紀錄，以證明一項論點。
3. 帶入或引薦冒牌的專家。
4. 提供個人誘因（賄賂）。
5. 做出虛偽的承諾。
6. 扭曲真實的資料。

澄清所有的誤會阻力

交換提案代表著積極協商的開始。雖然衝突和阻力在任何協商當中都是免不了的，但是 MR 有時候，會犯下以負面態度因應的錯誤。通常在協商一開始，客戶會明白的表示反對態度。MR 必須要能夠藉著詢問顧客的情況，來瞭解這種反對意見出現的原因。這種抗拒的阻力是因買（做）不到？缺乏互信？缺乏購買（行動）的急迫需求？沒有時間？還是對產品的簡介推廣沒有興趣呢？接下來，MR 就可以運用他在準備期所學到的策略，來克服顧客的反對阻力。

關於讓步

當 MR 意識到客戶表達出來的抗拒阻力，並且試著加以解決時，在這種一來一往，彼此協調退讓的過程中，就是最有機會出現雙贏的時候。雙方都必須有所退讓，而在退讓時，有一些一般性的技巧要注意。

1. 在彼此開始讓步以前，要確定客戶已經把他所有的需要都講明了。
2. 絕對不要在你拿不到任何好處時，就自己退讓。
3. 退讓的程度要比對方更少。
4. 說不。MR 不需要同意每一項退讓的要求。
5. 要確實知道雙方各自做了那些退讓。
6. 絕對不要同意任何不合理的要求。
7. 對於可能會和未來協商有關的讓步，都要小心處理。
8. 用一些疑問性的語詞，來提出要求對方讓步的提議。
9. 在最後契約訂立之前，所有的讓步都是可以更動的。

彼此同意：雙贏的結果。

當彼此不再需要做出其他的讓步，而且雙方都對交易很滿意時，就是協商大功告成的時候。彼此同意代表著雙贏的出現，而且可能是一個充滿利潤，長期良好關係的開始。

第五節　傾聽與解讀的藝術

　　你是不是常常發現，有時候你認為你已經講得很明白，但是，你的聽眾卻把它解讀成完全不一樣的事？

　　為什麼呢？這是因為你和聽眾是在不同的背景、不同的思考架構下在瞭解相同的一件事。這是一件永遠也沒有辦法克服的事情，但卻是你身為一位 MR 的責任，而非身為客戶的醫療相關人員的責任；你要盡你所能地減少這種差異性。因此，當你在傾聽醫師（客戶）說話時：

　　你要把他現在所說的事，和他之前與你接觸時所說的做比較，看看這次的觀察是不是和你認識的他一樣呢？

　　如果是的話，這可以提供你一些如何應對的線索。過去有那些方式已經被證明是有效的呢？那些是無效的呢？要找出新的方法。

　　當醫師的看法和先前的不一致時，要找出是否有些原因可以解釋這種不一致性。他是不是忙得跟平常有點不一樣？他是不是看起來很沮喪？有沒有可能在之前就有另一位競爭者，已經給了他一些錯誤的訊息了呢？

　　在腦海中事先把另一個人講的話做些整理，你瞭解了整個概念了嗎？是不是有助於瞭解整個事情的關鍵還沒有被發現呢？

　　不要打斷醫師的話，聽他把話講完。他對於這件事講得愈多，你就愈能夠瞭解整個事情的始末，也就愈不會誤解他所要表達的意思。一項有助於瞭解醫師的事，就是你先前與他建立的互信關係。談話是抒發情緒及抒解壓力的方法。有許多醫師需要這層安全感，因為他們有時候實在沒辦法把壓力轉嫁給病人。雖然他們可能沒有意識到這件

事，但是他們還是會感謝你提供這個管道。所以不要僅以表面的線索做評斷，就馬上採取行動……這可能和他現在講的完全不同。

不要直接就跳到結論，要瞭解事實的真相。例如，醫師可能會說，「我一直都在試用品牌 X」。不要馬上就下結論，認為醫師已經完全改用別的品牌，而你就開始大肆攻擊品牌 X。醫師可能只是在表明他現在正在做的事「試用」，而且／可能並不是很喜歡他現在用的東西。你必須要能瞭解事實。

另一項直接跳到結論的方式就是一廂情願的傾聽。人們通常會只聽到他們想聽的東西。可是這種常見的錯誤，可能會在銷售上造成重大的損失。承接前面所提的，藉著一廂情願的傾聽，你可能會把這個說法「我一直都在試用品牌 X」，解讀成他可能只用過一、兩次。你「認知」你的產品更好，因此醫師絕對不會得到比較好的結果，因此你就可以不必在乎他提到品牌 X 這件事。如果你常常這麼做，你會發現品牌 X 的銷售量會直線上升，可是你的產品沒有成長。此時可以用一些額外的技巧來加強你的傾聽能力。

要有所回饋與反應

要不斷地檢驗你所瞭解的是不是你所聽到的。把醫師的話換個方式來說，同時重新整理一下醫師的看法，可以幫助你確認醫師到底講了什麼。不要只是一廂情願地聽你所想聽的。除此之外，也要不斷地檢視，看看醫師對於你剛剛講的，是不是還要表達什麼意見跟反應。

傾聽出真正的含意

在對話時最常發生的情況之一就是醫師們會告訴你一些特別的事，這可以讓你瞭解他們的問題。這些重要的訊息很可能隱藏在整個長長對話內的任何一段，你必須要用一種去蕪存菁的方式傾聽。當客戶正在對你說話時，要盡量把氣氛塑造得很輕鬆、很開放，讓他能夠沒有什麼負擔。不要讓他產生你想要直接跳到重點來講的不良印象。應用「第二節　塑造專業形象」。

專注地傾聽

直接面對你的客戶，不要翹二郎腿或是把雙手交叉在胸前，但是要把身體稍微傾向客戶。眼神要保持良好的接觸。當你覺得有需要時，可以肯定地點點頭，並讓適當的臉部表情傳達你的贊同之意，但是不要做得太過火。

營造一個可以積極傾聽的環境

要努力營造一個適合傾聽的環境。如果外界的噪音及干擾太多，你可以坐得更近一點來改善這個狀況，但是要小心，不要侵犯到醫師的個人空間。拜訪的前段，你可以問一些開放性的問題，讓你的醫師們有表達他們的感覺與想法的機會。適當地運用一些探詢技巧，可以讓你的醫師們瞭解到你興致盎然，也知道你真的仔細在聽；而且這也會讓你能夠參與整個對話。

最後，要敦促自己去傾聽

如果沒有適當的正面態度，之前所提到的那些有關於高效率傾聽的建議，對你都只是一堆廢話。要試著牢記在心：世界上沒有所謂的枯燥乏味的演講者；只會有興致缺缺的聽眾。

如果你真的想要知道如何傾聽，你必須要下很大的功夫，才能學得這些技巧；而且還要不斷地練習，才不致走樣。要記得，如果醫師確定 MR 瞭解他們想要提問問題的意義，那他們就會安心地分享臨床應用資料。一旦你真的做到主動傾聽，真的想要試著瞭解他們，毫無疑問地，他們也會一樣地聽你講些什麼，也會試著瞭解你的觀點。這不就是銷售的真諦嗎？

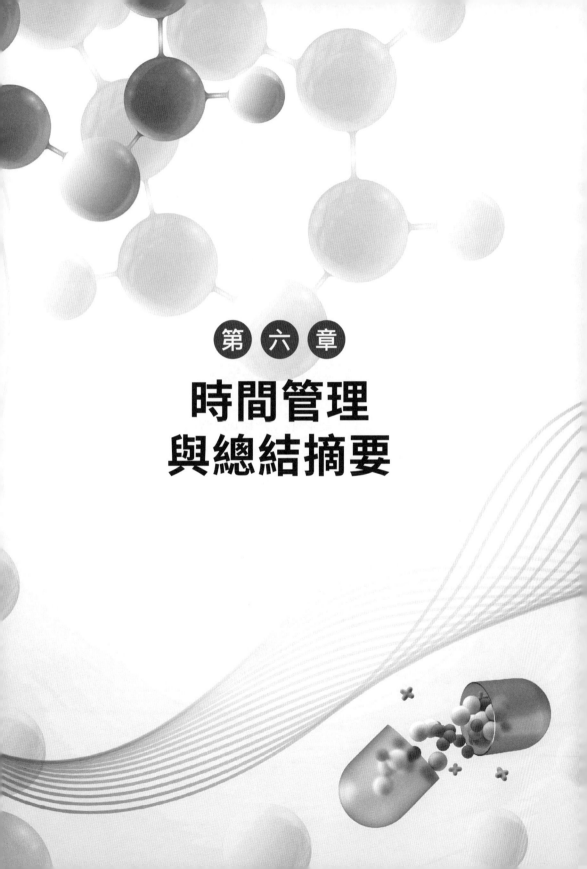

第 六 章

時間管理
與總結摘要

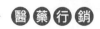

一般而言，專業的醫藥專業行銷人員每天所面對的是非常忙碌的客戶們。醫師們在醫院／診所之工作負荷非常大，藥局的藥師們也因為民眾消費意識之抬頭，醫藥諮詢服務量大增，更因醫藥分業之推廣、《營養食品法》之實施，需面對許多形形色色的顧客。他們能分配給你的會面時間非常有限，更加上交通堵塞，移動時間拉長，使醫藥專業行銷人員每天的時間資源被瓜分殆盡，所以醫藥專業行銷人員需有效的運用寶貴的時間資源。更必須依工作目標及價值觀判斷什麼事該做，什麼事可以拒絕做。

 ## 時間管理最重要的，是安排「優先順序」

針對正確該做的事情，更必須按正確的方式去做好它！

所謂正確的事需符合三大原則：

1. 釐清目標。
2. 檢討價值觀標準：決定輕、重。
3. 區分行事的優先順序：決定緩、急。

所以正確的事，可分為四大象限：

1. 重要又緊急（急任務）：需親自馬上處理。
2. 重要但不緊急（重任務）：需在期限內親自處理。
3. 緊急但不重要（輕任務）：不可拖延但可授權給別人做。
4. 不緊急且不重要（緩任務）：調劑生活情趣用。

依據重要性與急迫性進行時間分配：

	急迫的事	不急迫的事
重要的事	1st 急	2nd 重
不重要的事	3rd 輕	4th 緩

一般人最容易犯的兩項錯誤是：

1. 被緊急但不重要的事所牽絆。

2. 重要但不緊急的事，因為沒在期限前做策略性規劃，或是有難度而先擱置，常常使事情變成緊急又重要，日常生活就被這些事情追趕的焦頭爛額，並使執行的品質變差，令客戶不滿意！譬如，研討會舉辦的日期已經敲定，場地卻遲遲沒有決定，直到活動前一個月才想到要訂場地，打了電話卻發現原本較適合的店家訂位已滿，但因時間急迫，只好急就章訂了另外一家交通、座位舒適度、氣氛都不是那麼理想的餐廳，大大影響研討會的品質，這時如果又剛好邀請到很忙碌難得抽出時間的貴賓，對於印象分數可能有所打折，十分可惜！

不合理的時間配置：

I.	II.
45% 危機處理	**5%**
	IV.
II. **35%**	**15%**

明智的時間配置及修正：

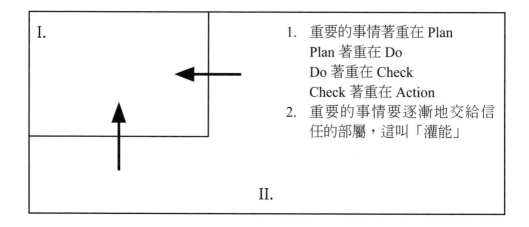

I.

II.

1. 重要的事情著重在 Plan
   Plan 著重在 Do
   Do 著重在 Check
   Check 著重在 Action
2. 重要的事情要逐漸地交給信任的部屬，這叫「灌能」

MR 節省時間的祕訣

1. 做好拜訪前計畫，把握最佳拜訪時機。

2. 依生理韻律做輕、重事情之抉擇。

3. 善用表格及格式化，也可結合 Veeva 或 CRM（客戶關係管理）系統。

4. 物歸原處，馬上歸檔。

5. 你能夠用來接觸你的醫師們的時間是最寶貴的。不要把這種「第一優先」的時間，拿來做一些次要的工作，像是文書工作或是做計畫，甚至是移動。

6. 預先計畫你一天的時間。事情不要做到一半，就突然停下來想著接下來要打那一通電話。

7. 在你等待的時間裡才稍事休息。不要把最有價值的拜訪時間，偷偷拿來喝杯咖啡，或是拿來吃午餐、玩手機。

8. 當你計畫每天行程時，要預先確定各點之間要怎麼往返。不要把時間浪費在橫越城市的馬路上奔波。

9. 你可以把等待或是會議中間休息的時間，拿來做更有生產力的事，像是把你的拜訪紀錄或會議資料建檔填妥，打電話預約一些會面，以及其他例行性的工作。

10. 若是在診間外等候醫師下診，請專注精神再三演練待會拜訪要討論的內容、過程、須達成的目的，不要一心二用，造成醫師走出診間時，你還在匆忙收東西，而忘記原本要和醫師會談的內容，甚至醫師都離開了你還不知道，錯過一次寶貴的拜訪機會。

11. 要對你每天的活動做記錄。把所有你覺得日後可能有用的資訊都

記下來。不要太相信你超乎常人的記憶力。現在許多公司都配有 Veeva 或 CRM（客戶關係管理）系統，請善用這些科技工具做記錄，當作準備下次拜訪的參考資料。

12. 讓每一次的拜訪值回票價。如果有更具潛力的客戶要開發，更要仔細考慮各個客戶時間分配的比重。

13. 要有組織有條理。要尊重別人的時間，也要藉著你的行動，讓別人知道你自己的時間也很寶貴。不要讓別人覺得你的時間好像多得用不完。

14. 讓你的車子隨時都保持在不錯的狀態，平時就注重車子的清潔保養，油不要見底才加。

15. 要維護健康並保持體態合宜。要規律地做運動。在你第一優先銷售時間裡，保持體能的巔峰狀態。不要讓娛樂以及夜生活，干擾你身為 MR 的工作。

16. 要下定決心，過個自律的生活。要避免常找一些會浪費你時間的人做社交活動，而且要努力地增加每天所能拜訪的醫師數目和拜訪品質。

17. 早一點開始行動。要知道有那些醫師會一大早就和你見面。

18. 養成定時查看 e-mail 和通訊軟體的習慣，避免錯失重要訊息或機會。

19. 時間管理基本心法：不想被時間追著跑，一次做一件事最高效。

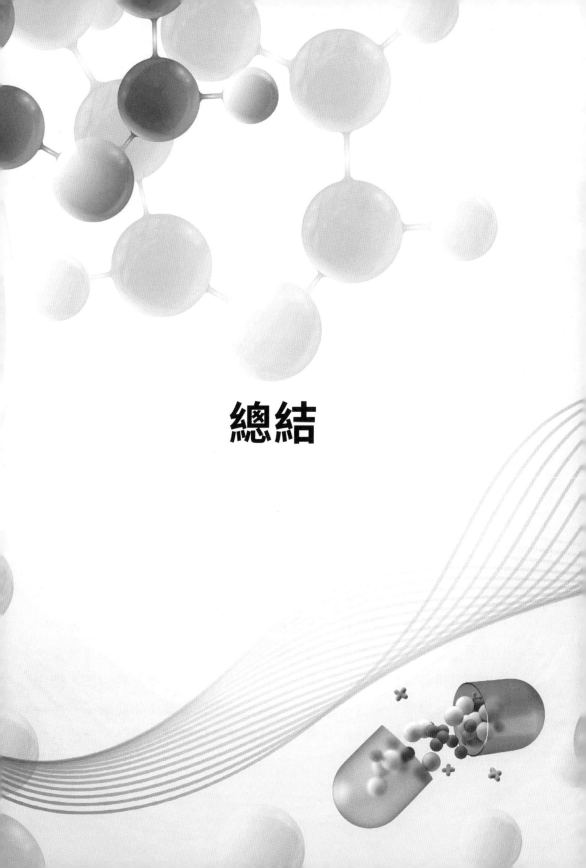

總結

利用本書《醫藥行銷：醫藥專業行銷人員必備手冊（第二版）》，做為你進入醫藥行業後的隨身工具。

我們已經在這本書中，闡述許多基本概念，從如何準備第一次的訪宣活動，到在展覽攤位行銷以及影片的放映。現在要運用這些原則和方針到實際行動，成為一位有自信而且成功的 MR 就看你自己的努力。

這不是一件簡單的事，但是我們相信一些基本的原則，可以協助你達到這個目標。在銷售時，你必須傾聽人們的話，不管是你的訓練老師、地區經理、你的客戶，以及像你一樣的人。如同你如果不瞭解一項產品，你就沒有辦法銷售它一樣；如果你不能瞭解醫師的想法與需求，你就沒有辦法滿足他們。

我們知道醫師開處方或是向病人推薦藥品時，他必須要能夠取得這項藥品的資訊。但是想想看在單一區域內，醫師彼此間的差異有多少？想想王醫師跟他的老年病人，以及陳醫師，他的病人大部分都是罹患運動傷害的年輕病人；而林醫師是一位心臟專科醫師，他們三個有著完全不同的病患上門，MR 要如何才能夠把產品推銷給這三位醫師？每一個醫師各別的需求是什麼呢？他們需求的藥品資訊會有差異吧？

你可以藉著和醫師做一次有意義的會談，深入瞭解醫師的需求。但這通常不是件容易的事，因為醫師可能不會想要和一位菜鳥深談。你也許就得靠其他醫療同仁事先給你的消息，或者用某些方法，把你自己介紹給醫師，使他讓你進門而坦率地跟你會談。如此過了一段時間，利用你所有的工具和資源，你就能夠瞭解醫師的看法，而盡可能地去滿足他的需求。

　　要成為一個成功的 MR，你需要在不同領域內學習許多技巧。你要能夠像是一位記者，到處刺探訊息；也要能夠像是一位好的輔導人員，傾聽每個人的聲音。在與醫師的會談中，你也許會發現先前準備的產品簡介，完全派不上用場；因為在你訪宣的活動中，反對的意見在任何時候都可能冒出來。你不只要能夠很敏捷地回答問題，也要能夠預測下一個問題是什麼，而且先把你的答案準備好。

　　簡單來說，要做一位 MR，就意味著你將是一位深入社會的人士。你要能夠瞭解人們，瞭解他們的需求和情緒，而且也要能夠敏感到能發覺新的市場機會。一成不變照本宣科的行銷活動，或是強迫推銷的方式，永遠也不能得到醫師的認同；你要有彈性的把他們每個人，都視為不同的個體，以不同的方式對待。我們相信銷售最好的方式，就是透過溝通及讓病人得到最好照護的討論來達成，而不是靠強迫推銷。

　　可以從你的生活周遭找到職場導師（Mentor），並從他身上學習知識、經驗，帶領你發現自己的盲點，並且突破職場的瓶頸。

　　一旦建立起一個穩固的基礎，你在對人對事應對上的技巧，將會讓你在許多不同的新場合中，無往不利。不管是與新的醫師接觸，或是進入新的區域，在展覽攤位行銷，或是做一場特別的產品簡介都一樣。這其實就叫做藥品銷售－應用心理學！我們希望這本教戰手冊可以幫你架構出你自己的基礎，朝著成功的事業生涯邁進。